医療者のための

新人 共育ノート

強みを引き出し やる気を高める

✦ 奥山美奈 著 ✦

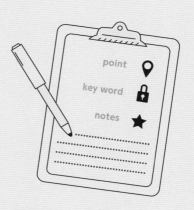

日本看護協会出版会

はじめに

　本書の最大の特徴は，書き込みのできる「私の共育ノート」を巻末に入れたところです。この部分には，「新人の強みをどう活かすか」「弱みはどう克服・改善させるか」「強みをほめるなら／改善してほしい行動などを伝えるなら，どのような声掛けをするか」などを記入するスペースが設けられています。

　ほめ方，フィードバックの仕方などの解説を本書の前半で読み，自分の担当する新人に「どう言うか」を考え，本書の「ノート」の部分にメモすることができれば，本とノートをバラバラに持ち歩かなくても，この1冊で効果的な「共育」ができます。一度自分が思い浮かべた言葉を繰り返すのは簡単ですから，翌日には早速，「新人のいいところをほめることができた！」と，実践につながります。

　実は私は，自身が講師を務める研修などに参加された方々から，前著『共育コーチング』★について，「本の後ろの方に，ちょっと書き込めるスペースがあればいいのに」との言葉をいただくことがよくあります。そこで，「そうだ，ノートにもなる本を作ろう」と思い至ったのが，本書を企画したきっかけです。

　また，指導者の方々の経験が，「プリセプター3回経験者」というように表現されることにも，違和感を持っていました。「勇気づける言葉掛け」や「可能性を開くような言葉掛け」のできる，指導力の高い人もいれば，何度指導者を経験しても新人から怖がられてしまう人もいます。「指導力の差」は，「経験何回」では測れないし，評価できる尺度のようなものなどはありません。「もう辞めたい」と相談に来た新人を引き留めることにつながった宝物のような言葉や接し方が「暗黙知」として埋もれていくことのないように，読者の皆さんの「教育活動の実践」が「形式知」として積み重なって教育の軌跡が残るように，指導力の差を推し測る尺度としても使ってほしい，という願いで本書を作りました。

　私は20年以上，教育に携わってきました。はじめは，新人看護師を教える臨床指導者として，次に，高校教諭として。そして現在は，病院・施設や企業などの人事評価制度の構築や管理者の育成，さらに，医療者の独立の夢を叶える「起業家育成」なども行っています。

　臨床指導者の育成のゴールは，新人の「業務での独り立ち」で，起業家育成のゴールは，対象者の「起業」もしくは「独立」です。

　ゴールを持つということは，現在とのギャップに「悩む」期間の始まりで

もあります。人は目標ができると，毎日，「仕事ができない自分」「目標なんかにはほど遠い自分」と向き合って落ち込んだり，焦ったりするからです（コーチングで言うところの「リソース（個人の資産，資源）のない」状態です）。こんな状況にある対象を，教育者は，ほめたり，励ましたり，強力に勇気づけたりしながら，リソースを引き出し，相手がゴール達成まで「行動し続ける」よう，サポートするのがその使命です。でも，生まれたての赤ちゃんがすぐにスタスタ歩くことができないように，教育も，うまくできるようになるには，時間と労力がかかります。

　本書は，その時間と労力をできるだけ短縮し，組織全体の教育のことを考える役割の方々の教育活動がうまくいき，そして，教えることによって，指導する側もされる側と「共に育つ」ことができるようにと構成しました。日々の指導から研修の設計へと，ぜひ，実践でお役立てください。

　第1章では，「上手なほめ方・叱り方」や「自分との競争」（対自競争）のさせ方，部下や後輩の弱音の受け止め方など，「共育コミュニケーションの基本」についてまとめました。

　そして，本書執筆中も，新型感染症の感染拡大真っただ中でしたが，第2章では，そうした中にあっても，教育効果の高いオンライン／オンデマンド研修ができる工夫の数々を，第3章では，「社会人基礎力」の概念を「行動レベル」で再構築した，「新人に身につけさせたい『20の行動』」をご紹介しています。感染症流行下で実習もままならない状況だった人たちを最速で育てるにはどうするか，一方で，他部署からの異動などで関わる「ベテラン新人」をどう育てるかについても触れています。

　第4章は，「『一緒に働く仲間』を育てる」として，「採用」の領域に視点を上げ，部署・組織の満足度調査の方法や改善の成功例をご紹介しています。特に，教育担当の立場にある方々に活用していただきたい内容です。

　そして，前述のとおり，巻末には，「私の共育ノート」として，書き込みができる部分を設けてあります。この部分は，日々の指導や研修の準備に，また，新人の反応などを記入してご自身の指導の振り返りにご活用ください。指導や研修の場面でコピーしてすぐに使えるよう，本文中でご紹介しているワークシート類も原寸大で入れてあります。本書が忙しい現場で指導に携わっていらっしゃる方々のお役に立つことができたら幸いです。

　読者の皆さんの教育活動が「共育」の機会となりますように，願いを込めて本書を捧げます。

　2022年9月

奥山美奈

＊奥山美奈（2019）：医療者のための共育コーチング──心を動かし チームを動かす，日本看護協会出版会.

目　次

第1章

共育コミュニケーションの基本

1 教育を「恐育」にしないために

「判断が自分でできる看護師に育ってほしいんです！」

多くの看護師さんが，こんなふうに熱心に新人・後輩の指導に当たっています。「看護の世界のOJT（職場内研修；on the job training）は，青春ドラマみたいに熱いなあ」と，私は感じます。

私は以前，高校教諭をしており，今もさまざまな病院・施設や組織で講師を続けています。主任やチーフとして指導をする立場になった教え子は，「今時の新人は自分で考えようとしない」と悩み，就職したての新人は，「先輩が怖いんです」と訴えてきます。教える側と教わる側，両方の意見をじっくり聴いてみると，指導する側の「ある種の質問」のせいで，両者の関係に亀裂が生じていることがあるようです。

では，その「ある種の質問」とは，一体どんなものなのでしょうか。

1 「なんで？」「根拠は？」の深掘りの質問は，「尋問」になりやすい

指導の場面ではよく，上記のような質問を耳にします。指導する側はこんなふうに聞いて，「行動の根拠や背景を考えさせよう」とします。「正しい判断のもとで動けるような看護師になってほしい」という思いからこう質問するのですが，新人や部下は「尋問されてる」ととらえていたりします。

この「なんで？」や「根拠は？」（why）は，「オープンクエスチョン」（開かれた質問）と言います。オープンクエスチョンには，「はい」か「いいえ」で返答ができないので，答えるには少し時間が必要です。反対に，「はい」か「いいえ」ですぐに返答できるものは，「クローズドクエスチョン」（閉ざされた質問）と言われます。

たとえば私が皆さんに，「あなたはなぜ，看護師を続けているのですか」という質問をしたとしますね。即答できる方もいらっしゃるかもしれませんが，理由がたくさんある方などは，「考えを整理する時間がほし

key word 🔒
オープンクエスチョン，
クローズドクエスチョン

1

いな」と思い，答えるのに時間がかかるかもしれません。また，「経済的に今は辞められないから」など，自分では「あんまりいい理由じゃないなあ」と思うようなときは，質問者との関係性を考慮しながら，正直に言うかどうかを決めるのではないでしょうか。

　こんなふうに，オープンクエスチョンに答えるには，考える時間や相手との関係性が影響してきます。「なんで？」「なぜ？」という聞き方は，相手側の心の奥深くまで侵入するような「深掘りの質問」となり，相手から敬遠されてしまうこともあります。なので，カウンセリングの場面では，深い信頼関係ができるまでは，「なぜの質問」はあまり使いません。そのくらい，この種の質問は慎重にする必要があるのです。

２ 「なんで？」は，相手の防衛反応を引き出してしまうことも

　ご馳走を作って待っていたのに，何の連絡もなしに旦那さんが食事を済ませて帰ってきたら，「なんで（why）連絡してくれないのよ?!」と聞きたくなりますね。「連絡する暇もないほど忙しかったんだよ！　こっちも仕事なんだぞ！」なんて相手が逆ギレでもしようものなら，すかさず，「そもそもこんなに遅くまで，誰と，どこに行って，何してたのよ?!だいたい，今日（食事に）行くなんて一体，いつ決まったのよ！」と，4W（who, where, what, when）の質問をプラスしたくなるものです。

　こんなふうに日常的には，「いつ」「どこで」「誰が」「何を」「どのように」「なぜ」という言葉は，相手を追い詰めるときに使います。そして，こういったやりとりが先入観となり，「なぜ？」と言われると条件反射的に相手に責められていると感じてしまうのです。

　心理学的に言えば，人は責められると自分を守ろうと防衛反応が働き，攻撃的になります。上記の旦那さんも奥さんの第一声，「なんで（why）連絡してくれないのよ?!」という言葉で「責められた」と感じ，逆ギレ（攻撃）してしまったのでしょう。

　とは言え，職場での指導の場面では，新人・後輩は立場的にこんなふうに言い返すことはできません。なので，中には指導中に泣き出したり，ダンマリを決め込むという黙秘権を使ったりして自分自身を防衛する人も出てきます。指導する側としては熱く関わっているだけなのに，相手には「尋問」されていると受け取られ，せっかくの指導がこちらへの恐怖心を強めてしまっている，ということもあります。

　ただ，医療の現場は人の命を預かる場所ですから，「なぜそうするか」「なぜそういう判断をしたのか」を問われるのは当たり前のことです。また，「なぜ」を突き詰めていくことは，判断ミスからその人の身を守るこ

とにもつながります。職業的に「なぜ？」はとても大切。でも，「尋問」と受け取られると，相手に恐怖心が芽生えてしまう。

　そこで，次のように関わり方を工夫します。

① 「なんでこんなふうに動いたのかなあ？　根拠は何かなあ？」と自問自答ふうに聞く。

　相手に「なんで？」「なぜ？」と聞きたいときは，「なんでこんなふうに動いたのかなあ？　根拠は何かなあ？」と，自問自答ふうに質問するのが私のおすすめです。これだと，「指導者が考えている」と相手には映り，自分が尋問されていると感じないので，防衛本能が緩和され，安心して考えることができるようです。

　ただし，場合によってはイヤミと受け取られかねないので，表現力が必要です（笑）。

② 考える時間を十分にとり，口頭でのやりとりだけにこだわらない。

　オープンクエスチョンは，返答に時間がかかります。「なんでこう動いたのか，箇条書きでいいから書いてきてね」と，じっくり時間をとって文章化させるのも一手です。また，たとえば，点滴の固定の仕方を間違っているようなときは，実際に輸液セットを用いて，「ちょっとやってみようか」とシミュレーションさせるのもおすすめです。

　「根拠」を考えさせる方法は，口頭でのやりとりだけではないので，言語化に文章化，そして体験型での振り返りなど，さまざまな方法を使って「考える力」と「判断力」を育てていけたら最高ですね。

　「私の質問は尋問になっていた」という方は，きっとご自身も尋問によって育てられたのでしょう。人は，「教わったように教えるもの」だからです。まずは，「恐育」を乗り越えてきた自分をほめてあげましょう。

　後輩を育てることは，自分の中の「恐育のルーツ」を見直すきっかけになります。実は「教育」は，自身も共に育つ「共育」への扉なのです。

point
人は，教わったように教えるもの。

2 部下や後輩の弱音の受け止め方

　マイペースで仕事が遅い後輩が，「やっぱり私，業務をうまくこなせません。もう辞めたいです」と相談に来たら，あなたはどんなふうに答えるでしょうか。「こうすれば業務を早くこなせるよ！」と，解決的なアドバイスをしている方がほとんどのようです。

でも実は，このアドバイスがミスコミュニケーションの原因になっていることが多いのです。力になってあげたくてアドバイスしているのに，相手は「意見を押しつけられた」と思ってしまう。

一体どうして，こんなふうにすれ違ってしまうのでしょうか。

1 日常会話でも起こりがちなミスコミュニケーション

年子の子どもを持っていた私は当時，1歳半の長女はおんぶ，長男はベビーカーに乗せて買い物をしていました。重い物を乗せるとベビーカーをうまく操縦できず，家に着くのに普段の倍は時間がかかって大変でした。

そんな日は，帰宅直後の夫をつかまえて，「今日さあ，お米買ったら重くて本当に大変だった。もう肩も腰もパンパンだよ！」と訴えます。でも夫は，「それなら買い物のときは子どもをお義母さんに預けて行きゃいいだろ？」と簡単に言います。私が，「でもさ，買い物のたびに預けられたんじゃ，母もたまんないって思うよ」と言うと，夫は，「おんぶで肩が凝るんなら，2人乗りのベビーカーでも買えばいいだろ！」と喧嘩腰に。ムカッとして私も，「2人乗りベビーカーなんてぜいたくだよ！」と言うと，「そんなに買い物が嫌なら，生協でもとれ！」と，夫。「もういい！　あなたになんか話した私がバカだった！」と，しょっちゅうこんなバトルをしていました。

実はこうしたすれ違いは，コミュニケーションの「型」の違いで起こります。

2 「解消型コミュニケーション」と「解決型コミュニケーション」

上記の例で私が夫に求めていたのは，「子ども2人を連れて買い物するのは大変なんだね。いつもご苦労さま」とか，「君が家を支えてくれてるから俺も仕事に集中できるんだよね，ありがとう」なんていう「あま～いねぎらいの言葉」でした。これは，「解消型コミュニケーション」と言います。感情を受け入れ，相手の不満や負担を解消してあげるコミュニケーション方法です。

一方，実際に夫が私にとっていたのは，「解決型コミュニケーション」と言います。相手が困っていることをいろんな方法を提案して解決してあげようとする方法です。

ひところ，「男脳と女脳は違う」という説がブームになったことがありましたが，一般的に男性は解決型，女性は解消型のコミュニケーションを求める傾向があります。

このパターンのすれ違いが，指導する側とされる側との間でも起こっています。

Nさんは，大学病院に勤めて6年目の看護師。「委員会にワーキンググループなどの業務に追われて自分のやりたい看護ができない。もう限界です」と師長さんに相談すると，「段取りが悪いから仕事が遅いのよ。私ならこうする」と，業務の段取りについて1時間もお説教を受ける羽目になったそうです。Nさんは，「限界だという気持ちをわかってほしかっただけなのに」と言います。そしてこのときから，自分の意見を押しつけられるので師長さんに相談するのはやめたそうです。

検温中に患者さんが話し掛けてきても，「また後で来ますね」と言って会話を止めなくてはいけない。約束したからと，勤務後に患者さんの話を聞いてからナースステーションに戻ると，主任さんから「そういうので時間外勤務つけないでね」と冷たく言われる。こんなとき，「自分のやりたかった看護ってこんなだった？」と，彼女は仕事に「限界」を感じてしまうそうです。

多くの看護師さんが，Nさんと同じような気持ちを抱えています。「患者さんの訴えを聞いてあげる時間がない」「患者さんに十分なケアをしてあげる余裕がない」。こういった罪悪感を持って働いている人がとても多いのです。

そして，この罪悪感を解消しないままでいると，人のモチベーションは下がります。よく，「やる気がない」という表現をしますが，「やる気のない赤ちゃん」がいないように，人には本来的に「成長しようとするやる気エネルギー」が備わっています。やる気が出ないのは，この「罪悪感」という重荷を，心の中に溜めたまま放置しているからなのです。

気球は燃料を燃やし，そのエネルギーで上昇します。でも，燃料を増やさなくても，おもりを捨てることで軽くなり，上昇していきますよね。人も同じで，不満や負担，気がかりや罪悪感などのおもりを捨てる（解消する）ことでもやる気は上がっていくものなのです。

この考え方を，コミュニケーションにも応用します。

① 時には「解消型コミュニケーション」で相手の弱音をじっくり聞き，
　「心のおもり」を軽くしてあげよう

「もう限界」と言うNさんですが，辞めずにいます。なぜでしょうか。それは，Nさんの話をじっくり聞いてくれる副主任さんがいるからなのだそうです。副主任さんは，スタッフを増やしたり，業務改善をしたりといった形で，何かを解決できる立場ではないのですが，ただただNさ

んの話を聞き，感情を受け止めてくれるのだそうです。

② 後輩の悩み＝「解決せねば！」と焦らないようにしよう

　人は，悩みごとを聞くとつい，「解決してあげなくては！」と焦ります。すると，前述の師長さんのように「ああしろ，こうしろ」とアドバイスをしたくなってしまいます。でもＮさんは，心のふれあいを求めて師長さんに弱音を吐いたのでした。求めていたのは「解決」ではなく，「解消型コミュニケーション」だったのです。

　「氷入りの冷たい水に，どちらが長く手を浸していられるか」という心理学実験で，ただ黙ってがまんさせたグループより，「冷たい，冷たい！耐えられない」と，弱音を吐かせたグループの方が，はるかに長く浸していられたという結果があります。

　人は，「弱音を吐きながら頑張る」方が，物事を長く続けられるのだそうです。「人の弱音を聞くのは嫌い」という方は，自分自身が頑張りすぎているのかもしれません。時には，「もうダメ，もう限界」などと弱音を吐いて，まずは自分の「心のおもり」を降ろしてみましょう。

3 　上手なほめ方・叱り方

　「この人は何てセンスがいいんだろう。もっともっと伸ばしてあげたい！」そう思って熱く教えていたら，相手が突然，大声で泣き出した。

　「それじゃ，ほめてみるか」と思ったら，今度はだんだんと手抜きをするようになった。

　「ホント，人を育てるのって難しいなあ……」。こんなふうに思っている方も多いのではないでしょうか。「叱って伸ばすか，それともほめて育てるか」。人の育て方にはいろんな方法がありますね。

　ここでは，あなたの日ごろのメッセージの伝え方を振り返りながら，上手なほめ方，叱り方について考えてみましょう。

1 　いいところは具体的にはっきりほめる（条件付き肯定）

　たとえば，

① 報告するとき，○○さんは，「今，よろしいですか，報告が1件あります」と結論から言っているからわかりやすいね。

② ナースコールが鳴ると，いつも率先して出てるよね。それ，助かるよ。

③ 忙しくて仕事が終わりそうにないと思ったとき，すぐ相談に来れるね。

こんなふうにほめるのが「いいほめ方」で，上記のセリフの<u>下線部</u>が具体的な行動や条件にあたります。これらの表現は，ただこの新人がかわいいとか好きだという動機からではなく，その新人の具体的な行動，条件をほめています。こうしたほめ方を「条件付き肯定」と言います。

人はいくつになってもほめられると嬉しいもの。なので，ほめられた相手は「条件付き肯定」をされた行動や条件を増やすようになります。つまり，その行動や条件が〈強化〉され，「ほめて伸ばす」という結果につながります。

point 📍
「条件付き肯定」で，よい条件や行動を強化。

2 直してほしいところは具体的にはっきり否定する（条件付き否定）

たとえば，

④ 仕事が遅い新人に，<u>効率的なやり方を具体的に教えて</u>，「<u>明日から時間外勤務を減らせるようにね</u>」と，注意した。

⑤ <u>感染の疑いが強い医療廃棄物の処理の甘さを厳重注意し</u>，安全な方法を教えた。

⑥ <u>マツエクが長すぎる新人</u>に，「<u>せめて半分の長さにしよう</u>」とリクエストした。

こんなふうに叱ったり，注意したりするのが「いい叱り方」です。「いいほめ方」と同様，上記のセリフの<u>下線部</u>が具体的な行動や条件です。これらの表現は，ただこの新人が気に入らないというような動機からではなく，新人の具体的な行動や条件を叱ったり，注意したりしていますね。こうした叱り方を「条件付き否定」と言います。

人は大人になればなるほど，叱られたり注意されたりすることを嫌だと感じます。なので，叱られた相手はその「行動や条件を減らす」ようになります。つまり，注意することで「よくない行動や条件」を〈修正〉することができます。

point 📍
「条件付き否定」で，よくない条件や行動を修正。

3 あいまいな叱り方は「名誉毀損」や「人格否定」ととらえられる（無条件否定）

たとえば，

⑦ 反応が薄くて，何を考えているのかわからない新人に「<u>そんなんじゃ，看護師としてやっていけないよ</u>」とピシッと一喝した。

⑧ 几帳面に見えるが，物品の片付けがずさんな新人に，「<u>あなたは結構，仕事が雑だから，気をつけないとダメだよ</u>」と注意した。

⑨ メモをとってはいるが，何度も同じことを聞いてくる新人に，「<u>何度</u>

も同じこと聞くんなら，メモしてるの意味ないよね」と指導した。

こんなふうに叱るのは「よくない叱り方」で，相手をとても傷つけます。今の時代，「名誉毀損」や「人格否定」といったハラスメントにもなりかねません。上記のセリフの下線部は，前述した「条件付き否定」のように具体的な行動や条件が限定されていないので，「無条件否定」というくくりになります。相手は傷ついただけで「どこをどう直せばいいのか」が具体的にわからないので，言動の改善につながりません。また，無条件否定ばかりが続くと，新人の「もう辞めます」を引き出してしまいかねません。だから，叱るときは「条件付きの否定」にすることが重要なのです。

特に ⑦ の「そんなんじゃ，看護師としてやっていけないよ」という言葉は，言われた相手の未来の可能性を奪い，強力に支配する「暗示の言葉」（催眠言語）になってしまいます。最もよくない言葉の使い方です。

私の会社のコーチトレーニングでは，「暗示の言葉の使い方」を教えていますが，「暗示」はクライアントや部下・後輩のよい未来に向けて発するのが基本です。「あなたは絶対，患者さんに頼りにされる看護師になるよ」「失敗が多い人の方が，新人の気持ちがわかる先輩になれるんだよ」というふうにです。

皆さんも，これまでの人生で出会った人（学校の先生や上司や身内など）の中に，少なからず，「この人，嫌な言い方するなあ」と思う人がいたのではないでしょうか。その人のセリフはこの「無条件否定」のことが多いと思います。

指導者の立場になったとき，自分自身がもらった「無条件否定」のセリフを書き出し，「条件付きの否定」に変換することを，私は強くおすすめしています。なぜなら，「人は教わったように教えるもの」。これらの言葉が整理されずに耳に残っていると，無意識に表出して相手を傷つけてしまうことがあるからです。虐待を受けた人は虐待をしてしまうことがあると言われますが，「整理されずに耳に残っている言葉はリフレインしやすい」もの。「心優しい看護師さん」には，相手を傷つけたことで自分も傷ついてしまうという人が多いので，早めに整理しておきましょう。

4　「無条件否定」のセリフは「条件付き否定」のセリフに変換する

では，具体的にどのように整理すればよいのか，手順をご紹介します。

1. 「無条件否定」のセリフに「⇒」を引いて，「条件付きの否定」に変換します。

【例】

・（遅刻してしまったときに）「遅刻するなんて，社会人としてありえないからね」

⇒「遅刻はよくない。次から直すように」

・（亡くなった患者さんとその家族への対応時に泣いてしまったときに）「自分が泣くなんて，看護師としてありえないよ」

⇒「悲しいけど，ご家族のこともしっかり，あなたが支えてあげよう」

・「あんた，学校で何勉強してきたの？」

⇒「学生のときに教わった○○を復習してみよう」

・「いつまで学生のつもり？」

⇒「プロとしての自覚を持って振る舞おう」

・「給料分の仕事しなよ」

⇒「お給料をもらうようになったんだから，クリニカルラダーのレベルⅠ[★1]をクリアして，それにふさわしい仕事をこなそう」

・「そんなの看護じゃない」

⇒「根拠を持った看護をしようね」

・「そんな仕事にいつまでかかってんの？」

⇒「次からこの仕事は30分でこなせるようにしよう」

・「あなたの記録って，何書いてんのかさっぱりわかんない」

⇒「ここのところ，もっと詳しく具体的に数字を入れて書いてみて」

　「無条件否定」のセリフを「条件付きの否定」にする作業（コーチングでは「分離」と言います）をすると，「私はこんなふうに（無条件否定で）言われて本当に自信を失ったし，つらかった。だから，私が注意するときは条件付きの否定にしてあげよう」と，プラスの「マインドセット」[★2]をすることができます。プラスの「マインドセット」で心に余裕が出てくると，「もしかするとあの先輩も無条件否定の中で育ったのかもしれないな」と，キツい先輩のことを許せたりもします。人間って不思議ですね。

　こうしたマインドになったとき，「恐育」は「共育」に進化します。

　さらに，次のようなことをして整理すると，傷ついた経験を「昇華」（第4章で取り上げる「防衛機制」の一つ）してきた自分を発見し，さらに自信につながります。

2.「叱られてしまったけど，今となっては感謝に変わっていること」を書き出します。

---

notes ★

★1　クリニカルラダー
日本看護協会が開発した，看護師の看護実践に必要な能力を段階的に示したもの。Ⅰ～Ⅴの5レベルからなる。

key word 🔒
分離

notes ★

★2　マインドセット
信念や価値観，判断基準のこと。プラスのものは成長や役割への順応を高め，マイナスなものは先入観や「認知のゆがみ」（第4章の❶を参照）を生み，人を停滞させる。

key word 🔒
昇華

【例】

・学生のとき，実習指導者の看護師さんに，「○○さんは，耳遠くないよ」と言われた。その患者さんが耳が遠くないことは知っていたので，なぜそんなことを言われたのかと思ったが，自分の声が自分が自覚している以上に大きかったのだと気づいた。日々の記録にこのことを書いたら，「よく気づいたね」とほめられた。気づかせてもらってありがたいと思った。

・酸素流量計に精製水が必要だったころ，空になっているのがわかっていながらも「後でやろう」とそのままにしていたら，気づいた先輩から「すぐにやらないとダメだよ」と注意された。気がついたときにしなければ忘れてしまうことや抜けてしまうこともあると反省した。

・実習中に，教員からも指導者からも叱られ，居場所がなくなってしまった。自分が実習を受け入れる立場になったら，学生の気持ちを理解できる存在になろうと思った。反面教師と出会ったことで，自分は優しく指導できていると感謝している。

・体位交換をしようとしたとき，患者さんから「あなたの手は痛い」と言われた。自覚していなかったが，体に手をかけるときに，指を立てるクセがあることに気づいた。それ以来，指先にまで注意を払うようになった。

・新人のとき，プリセプターから，「患者の個別性を考えて退院指導をした方がいい」と注意された。当時は疾患の理解で手一杯で，そこまでの配慮ができなかったが，今では，退院後の生活までを視野に入れて日々関わることができていると感じる。

・実習で認知症の患者さんに対し，自分なりにその人のためを思って，できることを精一杯していたつもりだったが，指導者から「本当に患者さんの立場に立って看護を考えてる？　自己満足のケアになってない？」と指摘された。患者さんのためになっていない，相手の人となりを考えていなかったことに気づかされ，独りよがりの看護にならないように気をつけられるようになったと思う。

（記述提供：青森慈恵会病院の新人および昇格者）

　こんなふうに，「叱られたんだけど，感謝に変わっていること」を思い出すことで，「確かにあのときの指導者の言い方はキツかったけど，自分の成長には必要なことだったのかもしれない」とプラスの「マインドセット」をすることができるようになります。

　例にあげた文中にもありましたが，今思い返しても理不尽なものに関しては，「自分はそうならないように」と反面教師としてとらえてきた自分にも気がつきます（これが「昇華」です）。

　また，「叱られた経験をリソース★にすることができたなんて，自分も

notes ★

★　リソース　個人の資産，資源。

まんざらではないな」と自分を誇らしく思うこともでき，自己肯定感が高まります。

　さらに，傷ついた当初は「あんな言い方は許せない」と思っていたのに今は「感謝」しているわけですから，怒りが「風化」するには「時間」が必要だということにも気づきます。そしてここが肝心なのですが，必要な注意は「いつかは感謝に変わる」と実感することで，指導者としてバシッと「叱る役割」を取ることができるようになります。恨み心を感謝に変えておくことが重要なのです。

　嫌われたいと願う人はいないでしょう。かつてキツい指導をしたその先輩も，リスクを背負いながらも私たちの成長のために一歩を踏み出してくれた人なのです。そして今，指導者として自分にその役割が回ってきたのです。しっかりと新人や後輩を育てるという役割を取っていきましょう。

5　相手に自己肯定感を与える最上級のメッセージ（無条件肯定）

　「無条件否定」は相手を傷つけますが，「無条件肯定」は相手に自信とエネルギーを与えます。相手をどん底につき落とす「悪魔のメッセージ」が「無条件否定」だとすれば，「無条件肯定」は「天使のメッセージ」です。そしてこの「無条件肯定」は，いいことをしたとかしないとかにかかわらず，相手にメッセージを送ることができる強力なコミュニケーションスキルでもあります。具体的な行動や条件をつけずに相手にメッセージを送るだけ，簡単です。

　たとえば，

⑩「あなたが病棟に来ると，まわりがパッと明るくなるね！」

⑪「あなたが受け持つと，患者さんの笑顔が多くなるよね！」

⑫「あなたがいると，初心を思い出せるよ」

⑬ うつむいてインシデント報告書を書いている新人の肩を，そっとなでた。

⑭ 受け持ち患者さんが亡くなって気を落としている新人に，「きっと最後に看取ってくれた看護師があなたでよかったって，患者さんは感謝してるよ」。

　これらが「無条件肯定」のセリフ（⑬は行為）です。「あなたは部屋回りが速いから助かる」とか「採血がうまい」などの具体的な行動や条件をつけていません。これらは「私はあなたを認めてるよ」と，その人の存在自体を承認するものになります。

　こうした言葉を掛けられた相手は，「自分はこれでいいんだ」「自分はここにいてもいいんだ」と「自己肯定感」が高まります。新人が退職す

るときよく、「自分の居場所がなかった」と言うことがあります。「仕事ができている、役に立っているな」という自己効力感が低い新人のときだからこそ、自己肯定感を持てるような関わりが大切になるのです。

ほめ方・叱り方を考えるときは、これら「条件付き肯定」「条件付き否定」「無条件否定」「無条件肯定」の4つの型を意識するとうまくいきます。

具体的な行動や条件をつけてほめるのが「条件付き肯定」。具体的な行動や条件を叱る、注意するのが「条件付き否定」。

「無条件否定」は相手を深く傷つけるので、「条件付きの否定」に直して叱る、注意するようにしましょう。逆に、「無条件肯定」は相手の自己肯定感を高めることができるので、積極的に使うようにしましょう。

「愛の反対は憎しみではなく無関心である」とは、マザー・テレサの言葉ですね。具体的に叱るという行為は、相手の言動をよく見ていないとできません。つまり、「あなたのこと、ちゃんと見てますよ」「私はあなたに関心がありますよ」というメッセージにもなります。新人が1つの失敗もせずに育つことはありません。「無条件否定」を避け、恐れずにしっかり注意もしましょう。

そしてもう一つ、相手が受け入れやすいメッセージの伝え方のコツがあります。それは、「主語」を意識すること。コミュニケーションに取り入れることで、対象者とよりよい信頼関係を築くことができるので、次にご紹介します。

6 相手が受け入れやすいメッセージの伝え方

いくら指導される立場でも、指導者から「上から目線で評価される」のは嫌なものです。特に、自分よりも年下の相手から「評価される」のは嫌なものです。でも、臨床現場では、自分より年上の患者さんに対しても、「頑張っていることをほめる」ということはよくありますね。

普段、私たちが相手にメッセージを送るときによく使っているのは「Youメッセージ」と言われるもの。「あなた（You）」を主語にした表現で、「○○さん（You）、ずいぶん仕事が速くなったね！」というようなものです。

私たちは会話のとき、「○○さん（あなた）は」という主語を必ず言うわけではありませんが、文脈やその場の空気から、「そのメッセージは自分に発せられたものだな」と受け手が判断して、コミュニケーションが成立しています。

key word 🔒
Youメッセージ

「そんなの意識したことがない」という方もいらっしゃることでしょうが，主語を意識することで，対面する相手とさらによいコミュニケーションを図っていくことができるので，ぜひとも取り入れてみてください。

① 相手に「評価された」と感じさせてしまうこともある「You メッセージ」

「You メッセージ」を使うことは，上下関係が存在するときには特に疑問を感じません。でも，メッセージを送る相手が年上だったりするときには，失礼な人だと思われてしまうこともあります。「You メッセージ」は，「『あなたは〜だ』と評価されている」というニュアンスを相手に与えるものだからです。

たとえば，リハビリを頑張っている高齢の患者さんに対して，実習生が「○○さん，だいぶ歩けるようになりましたね」と言っているシーンを想像してみましょう。孫のような年齢の若者が，人生の大先輩をほめている……あまり感じがよくないですよね。

こんなときには，「I メッセージ」を使います。「私は（I）」と主語を自分にしてから自分の気持ちを伝えるようにすると「I メッセージ」になります。

先ほどの場面であれば，「私は○○さんがだいぶ歩けるようになられて，とても嬉しいです。私も何か頑張らなくちゃって思います」と，こんなふうに「I メッセージ」が活用できれば好感度ばっちりですね。

私は，看護学校や介護福祉士の学校の講義で学生にもこのメッセージの使い方を教えています。「実習でこの『I メッセージ』を活用し，患者さんに声掛けをするように」と課題を出すと，「患者さんの顔がパッと明るくなった」とか「『素敵な声掛けができてすごい。私も見習いたい』と指導者からほめられて嬉しかった」という報告がよくあります。

学生のころからこんなメッセージのやりとりができると，コミュニケーションを図ることに自信がつきますので，ぜひ，実習生にも教えてください。そして皆さんもぜひ，年上の方や目上の方を承認したいときに活用してみてくださいね。

また，私は指導者研修でよく「『I メッセージ』で新人をほめるセリフを 3 つ以上記入してください」という課題も出します。研修の時間内で「Google フォーム」（第 2 章の 2 を参照）に記入してもらうという方法をとっていますが，一度自分が思い浮かべた言葉を繰り返すのは簡単なので，「次の日にこのセリフで新人をほめたら，うっすら涙を浮かべていた。もっとほめてあげたらよかったんだなと反省した」などの感想をもらうことがあります。

key word 🔒
I メッセージ

② 「Iメッセージ」の最上級，「Weメッセージ」は相手のモチベーションを一気に引き上げる

key word 🔒
Weメッセージ

「Iメッセージ」をマスターしたら，次は「Weメッセージ」にチャレンジしましょう。このメッセージもとても簡単です。主語を「私たち（We）」と複数形にして気持ちなどを伝えるだけです。

先ほどの場面で言えば，「ご家族の皆さんも，○○さんがこんなに歩けるようになって本当に嬉しいっておっしゃっていました」というのが「Weメッセージ」です。「Iメッセージ」も伝えた人の心が伝わってきて嬉しいものですが，「Weメッセージ」は，歩けるようになった姿を見て複数の人が喜んでいることを伝えられるので，受け手のモチベーションを一気に引き上げることができます。

学会発表の後，「あなたの発表を，病院全体で喜んでいますよ」とか「あなたの発表は，関東を代表するような発表だったね」などと言われると，とっても嬉しいですよね。「Weメッセージ」は，一瞬で相手を喜ばせたり，勇気づけたり，癒やしたりすることができるのです。

でも，強力なだけに，「Weメッセージ」はほめるとき限定で使わなければ，一言で相手に圧力をかけるメッセージに早変わりもします。

たとえば，「『今年の新人は元気がない』って皆言ってるよ」とか，「あなたには指示を出しにくいって，先生たちが言ってたよ」なんて言われると，一気にモチベーションが下がりますよね。「皆」や「先生たち」と言われると，「あの人が言ってたのかな？　この人かな？」とか，「人なんて，ニコニコしてても陰でなんて言ってるかわからないな」といった具合に疑心暗鬼になりがちです。強力なメッセージであるからこそ，影響力もまた，大きいのです。なので，「Weメッセージ」は，ほめるとき限定で使いましょう。

point 📍
「Weメッセージ」は，ほめるとき限定で使う。

4 「自分との競争」を促して長期的なやる気を引き出す

「自分はあの人より上か下か」。こんなふうに，「他人との競争心」がやる気の源泉になっている人がいます。

でも，これはあまりいいことではありません。他者に評価されなければ不満が募るし，「周囲の人は皆，ライバル」では，毎日が緊張の連続で疲れます。そして，いずれは燃え尽きてしまいます。結果的に「他人との競争心」による「やる気」は長続きしないものです。

一方で，「自分との競争心」は，長期的な「やる気」を引き出します。では，これを促すために，指導的立場にある人はどのような働き掛けを

すればよいのでしょうか。

1 「他人との競争心」によるやる気

　毎日が戦いのような医療の現場。ストレスフルな状況を乗り越えていくには，励まし合う仲間が必要です。スタッフ同士は，競争心メラメラの関係ではなく，共に支え合う仲間，そしてよきライバルでありたいものです。

　「よきライバル」とは，「あの人って仕事できるよなあ。よーし，自分も負けずに頑張ろう！」と，こんなふうに「さわやかなやる気」を引き出してくれる人のことです。スタッフ同士がこんな素敵な関係になれるようマネジメントできたら最高ですよね。

　でも，どんな職場にも「ムキになって仕事をする」タイプの人や，「自分が優秀だということを誇示したい」タイプの人が何人かいるものです。こういった，「他人への競争心がやる気のもとになっている人」は，職場の調和を乱します。

　具体的な事例で考えてみましょう。

　Ａさんは，感染委員会に所属しています。そして，業務改善委員会所属のＢさんは，マイペースで委員の仕事が滞りがち。

　あるときＡさんが，上司であるあなたに，「Ｂさんったら，まだこの（委員会の）仕事，やってなかったんですよ。困りますよね！　私，代わりにやっておきましたから！」と報告に来ました。でもＡさんは，「困っている」というより，なぜかやる気満々の様子です。

　さて，こんなとき，あなたならどんな対応をするでしょうか。

2 「他人との競争心」をやる気の源泉にさせない

　どうやらＡさんは，Ｂさんを使って「自分は仕事ができる人間なんだ」ということをアピールしたいようです。

　ここで，「あら，Ａさんありがとう。よく気がつくね」なんてほめてしまうと，Ａさんの行動はエスカレートしていく可能性があります。ＡさんはＢさんのアラ探し担当……なんてことにもなりかねません。

　こんなときは，「あら，Ａさんありがとう。でも，あなたがやってしまうと，いつまでもＢさんが仕事のリズムをつかめないから，今度は本人にやらせてあげてね」と，さとします。そして，「あなたは自分の委員会の仕事をやればいいからね」と，Ａさんを自分自身の業務に集中させるようにしましょう。

　さらに，Ａさんに対しては，普段から，これまでできなかった仕事（複

雑な処置や，新しい役割など）ができるようになったらしっかりほめるようにします。「○○の介助ができるようになったんだね」とか，「リーダー業務，しっかりこなせるようになったね」というふうに，Ａさんが自分自身の成長を実感できるようなフィードバックを多くします。

すると，ほめられた相手は，「よーし，もっと頑張ろう。昨日よりも今日，今日より明日，と確実に成長するぞ！」とやる気が出てきます。

こういうあり方は，「自分との競争」（対自競争）と言います。上司が上記のような関わり方をすることで，「他人との競争」（対他競争）にとらわれがちな部下を，「自分との競争」へとリードすることができます。

3 「自分との競争」は，副作用のないやる気を高める

上司が日々の成長を認めてあげると，部下は「自分との競争」に向かう，と書きました。でも，上司が引き出さないと「自分との競争」は起こらないものかと言うと，そうでもありません。

幼児は，「お姉ちゃんになったね」「お兄ちゃんになったね」と言われると喜びます。また，伝い歩きができるようになった赤ちゃんも，基本的にはハイハイに戻ったりはしませんね。「成長したい」という思いは，人間の本能なのです。本能ですから，放っておいても，やり方を工夫したり努力をしたりするものです。今日よりも明日，明日よりも明後日，と伸びようとする。つまり人は，自然に「昨日の自分自身と競争をするもの」なのです。

なので，上司の立場にある人は，部下に本来備わっている，伸びていこうとするエネルギー，つまり，「自分との競争心」が他者に向かないようにしてあげればいいのです。

「他人との競争」は，一時的にはやる気がグッと高まりますが，スタッフ間の調和を乱すという副作用を生んでしまいます。また，常に緊張が伴うので燃え尽きてしまい，長期的に「やる気」を維持することができません。でも，「自分との競争」は本能に根差しているので，自発的に起こる上，周囲との不調和といった副作用もなく，長期的に「やる気」を維持できます（図）。

4 「自分との競争」（対自競争）に勝つことで，ライバルに感謝できるようになる

目標に向かって頑張ろうと思っても，人間は弱いもので，「疲れた」「眠い」「遊びたい」など，いろんな欲求が出てきます。でも，ライバルの顔を思い出すと，「負けてたまるもんか！」と奮起するということがありま

自分との競争		他人との競争
モチベーション↑↑	⟷	モチベーション↑↑↑
自発的		依存的
副作用なし		周囲との不調和
長期的		短期的

図 「自分との競争」と「他人との競争」

すね。

　そうこうしながらやっとの思いで自分の目標を達成したとき，つまり，自分との競争に勝ったときに初めて，人間は自分を律することこそが難しいのだということ，本当の敵は自分自身であったのだということに気づきます。そして，ライバル（他者）はそんな弱い自分自身を奮い立たせるために存在してくれていたんだと，改めて周囲に感謝ができるようになっていくのです。

5 「他人との競争心」をあおらない，集団の中での「ほめ方」

　❸でもご紹介しましたが，よく，「ほめて伸ばす」と言います。でも，実は，「ほめる」という行為は結構，難しいものです。大勢の中でほめられると，人は優越感をおぼえます。人前でほめられるということは，すごく快感だからです。なので，行きすぎると，「人前でほめられたいから動く人」を育ててしまうことがあります。ゆえに，上司は他人との競争心をあおらないほめ方をする必要があります。

　人をほめるときは(叱るときもですが)，基本的に1対1で行いましょう。そして，集団の中で人をほめるときは，個人名を出さないようにします。

　たとえば，上司がスタッフの1人をほめるときは，「今日，皆さんの中に，患者さんからお礼の手紙をもらった人がいます。皆がいい看護をしてくれているおかげだと，私もとても嬉しくなりました」というふうに，個人名を伏せることが大事です。これなら，個人に注目を集めすぎずに，聞いているスタッフのモチベーションも引き上げることができます。

　皆さんは，自分のおでこを見ることができるでしょうか。答えは「否」ですね。人は，他人のことはよく見えますが，自分自身を見るのは不得意です。だからこそ，本人が気づいていない部分に対して，上の立場の人がフィードバックをすることが必要なのです。

point 📍
ほめるときは1対1で。
集団の中でほめるなら，
個人名を出さずに。

第2章

ポストコロナ時代の新人教育

1 改めて，新人教育の意義を考えてみよう

1 スタートのよしあしが，医療者人生を左右する

　新型コロナウイルス感染症（COVID-19）感染拡大は，日々のあらゆる側面に影響を及ぼし，私たちの社会生活や日常生活に多くの変革を求めました。医療の場面においても，COVID-19患者さんの受け入れや対応などを経験された方々が多いと思います。

　本書のテーマ，「医療職の新人教育」に関しても，変化せざるをえませんでした。たとえば，私が毎年研修を実施している医療・介護施設でも，2020年度はほとんどが延期や中止になりました。誰にも予測できなかった未曾有の事態なので仕方がないことですが，新人にとっては，人の命に関わる責任重大な仕事に就いた初めての年です。そのスタートのよしあしは，その後の医療者人生を左右すると言っても過言ではないでしょう。実際，新人研修を見合わせた施設から，「新人のインシデントが多くて困っている」という深刻な相談を受けることも多く，改めて研修の必要性を痛感しています。

　一方で，いち早く個別コーチングとオンラインによる研修の実施に踏み切った施設もありました。先が見えない中での，トップの素早く的確な判断が，現場での混乱を最小限にとどめたように思います。緊急時には，「指示的」なリーダーシップ（本章末のColumn 1を参照）が功を奏しますが，職員の教育を大切にする風土がなければ発揮できないものでしょう。

2 「緊急事態下だから研修をどうするか」ではなく，「緊急事態下ではどう教育・研修をするか」を決めておく

　これを機に，「なぜ，教育が必要なのか」「研修のねらい，そして，得られる効果とは何か」，また，「災害などの緊急事態下には，どのように研修を実施するのか」について明確にしておきたいものです。そうすれ

ば，今後どのような事態が起こっても，必要な研修を実施することができるのではないでしょうか。

新人研修はとても重要です。ご自身の新人時代を振り返ってみても明白ではないでしょうか。

「自分が新人のときに，教育を受ける機会がなかったら……？」

考えるだけで，恐ろしいですよね。

また，現代の医療は日進月歩で高度化し，機能分化されているので，職場内研修（OJT）だけで独り立ちさせるのは，無謀なことと言えるでしょう。

加えて，新人研修の充実には，指導者に向けた研修も大切です。たとえば，看護師は学校で看護教育を受けて来ますが，指導者教育は受けていません。そのため，「教える技術」を現場で学ぶ機会がなければ，「自分が教わったように教えるだけ」になってしまい，時には負の連鎖が生まれます。

スタッフの質，つまりはサービスの質を担保したいのなら，「緊急事態下だから研修をどうするか」ではなく，「緊急事態下ではどう研修を実施するか」という「仕組み」を作っておかなければなりません。

経営者がスタッフの教育にそれほど熱心ではない施設においても，通常どおりの新人研修を受講した年代と，研修を見合わせた年度の新人とでは，明らかな成長度の違いを感じていることでしょう。その違いを，指導者へのアンケート調査などで明らかにして，改めて教育研修の重要性をトップに伝え，研修の予算化と時間の確保を求めることもできるのではないでしょうか。

緊急事態下であっても，むしろそのピンチをチャンスにして，この時代だからこそできることを考えていけるとよいと思います。

3 「共育」──教える側が得るもの

ここまでは，主に教わる側である新人，そして施設（組織）にとっての教育の意義についてお話ししてきました。ここからは，視点を変えて，教える側にとっての意義を考えていきます。

初めて人を教える立場になったとき，皆さんはどう感じたでしょうか。

私はかつて，高校教諭として教育に携わってきました。なので，1人の人間の育成に責任を負うのはかなりの重圧だということを痛感しています。でも，その重みと比例して，しっかりと人が育ったときに感じるやりがいもまた，ひとしおです。

1人の人間を育て上げると，「恩師」と呼ばれ，その人に一生，慕われ

る，ということもあります。人間，未熟であればあるほど，自分を育ててくれた人には，「ありがたい」と恩を感じるものです。

　教員になりたてのころ，部活の顧問としてテニスを教えている生徒が，試合に負けて泣きそうになっていたことがありました。その子は，テニスは初心者でしたが，運動神経は抜群だったので，「勝てない自分」にいら立っていたのです。その生徒に対して，そのとき私が（実は，私自身は忘れていたのですが），「泣くと，涙と一緒に悔しさが流れる。悔しさを流さずにバネにした者が勝てる」と指導したのだそうです。

　その生徒がようやく試合に勝ったとき，「先生のあの言葉のおかげで勝てました」とお礼を言いに来ました。「この子は，私が掛けた言葉をずっと心に留めて，努力してきたんだ，成長の糧にしてくれていたんだ」と，ビビッと私の体全体に衝撃が走りました。このとき，私は教育の重みと同時に，何百倍ものやりがいも感じました。

　〈教えることは，教わること〉です。掛けた言葉がうまく伝わらないようなとき，改めて自分自身の「伝え方の未熟さ」に気がついたりします。教えることで自分自身も「共に育つ」ということに気がついたとき，本書（そして，前著★）のタイトルにも掲げた「共育」のゾーンに入り，教えることが自身の成長と喜びに直結しているという感覚を持つことができます。読者の皆さんにもぜひ，人を育てる喜びや楽しさ，そして，やりがいを実感していただければと願っています。

notes ★

★　奥山美奈 (2019)：医療者のための共育コーチング──心を動かしチームを動かす，日本看護協会出版会.

2 「with コロナ」で見えてきた教育課題

1 臨地実習不足の弊害

▌〔新人が抱える不安〕

　図1は，2021年3月に卒業した学生に対して行ったアンケートの一部です。約95％もの学生が，COVID-19感染拡大によって実習に影響があったと答えています。実際にどのような影響があったのか，それにより学生がどんな不安を抱えているのかは下記のとおりです。

【実習への影響】

・校内実習になった。

・臨地実習の予定が，リモート実習になった。

・臨地実習が1/3／半分／ほぼなしになった。

・臨地実習12日間の予定が，リモート2週間，臨地5日間になった。

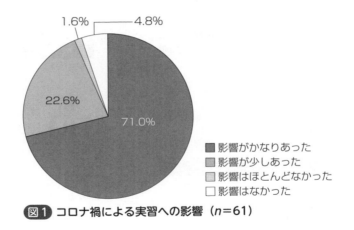

1.6%　4.8%

22.6%

71.0%

■影響がかなりあった
■影響が少しあった
□影響はほとんどなかった
□影響はなかった

図1 コロナ禍による実習への影響（*n*＝61）

【それによる不安】

・仕事にやりがいを感じられるかどうか。

・技術，仕事がきちんと覚えられるかどうか。

・人間関係，新人への扱い（いじめられそう，先輩が怖い）。

・患者との関わり方，コミュニケーション（相手の表情から情報を得られるか
　どうか）。

point 📍
臨地実習を十分に経験で
きなかった年度の新人の
多くは，人間関係やコ
ミュニケーションに不安
を感じている。

　アンケートの結果から，主な不安は，人間関係やコミュニケーション
に関するものだということがわかります。

　患者さんの中には，実習中の学生を受け入れてくれる人もいれば，「学
生には担当させないでください」と言う人もいます。実習では，さまざ
まな年齢や背景の患者を受け持ち，実習指導者や医師，多職種ともやり
とりをしたり，カンファレンスで自分の意見を求められたりします。そ
の中で，うまくできないことや，言葉が出ずに固まってしまう……と，
こんなふうなことも，たくさん起こります。

　「実習で学ぶこととは何か」と，改めて考えてみると，それは「コミュ
ニケーションの多様性を知ること」や「自分自身の課題に気づくこと」
ではないでしょうか。実習でこれらの体験ができなかった，つまり，実
習で身につけるべき能力が十分に鍛えられていない年度の新人には，や
はりこれらに関して特に重点的にサポートをする必要があるでしょう。

　つまり，指導者は，本来ならば実習で習得してくるはずのコミュニ
ケーション力を育てながらも，業務で独り立ちできるというところまで
新人を育成しなければなりません。このような場合は，「ライセンスを
持った実習生」だと思って関わると，うまくいきます。「実習でもやって
きていないし，できなくて当然」と，まっさらな状態に教える気持ちで

経済産業省が主催した有識者会議により、職場や地域社会で多様な人々と仕事をしていくために必要な基礎的な力を「社会人基礎力(=3つの能力・12の能力要素)」として定義。

前に踏み出す力（アクション）
～一歩前に踏み出し、失敗しても粘り強く取り組む力～

主体性
物事に進んで取り組む力
働きかけ力
他人に働きかけ巻き込む力
実行力
目的を設定し確実に行動する力

考え抜く力（シンキング）
～疑問を持ち、考え抜く力～

課題発見力
現状を分析し目的や課題を明らかにする力
計画力
課題の解決に向けたプロセスを明らかにし準備する力
創造力
新しい価値を生み出す力

チームで働く力（チームワーク）

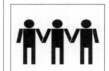

～多様な人々とともに、目標に向けて協力する力～

発信力	自分の意見をわかりやすく伝える力
傾聴力	相手の意見を丁寧に聴く力
柔軟性	意見の違いや立場の違いを理解する力
情況把握力	自分と周囲の人々や物事との関係性を理解する力
規律性	社会のルールや人との約束を守る力
ストレスコントロール力	ストレスの発生源に対応する力

図2 社会人基礎力（3つの能力・12の能力要素）

（経済産業省「『人生100年時代の社会人基礎力』説明資料」より）
〈https://www.meti.go.jp/policy/kisoryoku/〉[2022.8.10]

いけばよいと思います。

　経済産業省の示す「社会人基礎力」（図2）とは、これらの力を持つ新人に育てよ、というものです。12の能力要素の中の「働きかけ力」「実行力」「課題発見力」「計画力」「創造力」は、先ほどあげた、実習での学びと関連が深いもので、特に重要です。でも、これらの力が必要なのは、新人だけではありません。指導する立場の私たちにも、ことに100年に一度と言われるようなパンデミックを経験する中で、改めてこうした力が求められていると思います。

point📍
「社会人基礎力」が必要なのは、新人だけではない。

［先輩にはよきモデルとなってほしい］

　私事で恐縮ですが、夫の母（以下、義母）が2021年1月にクロイツフェルト・ヤコブ病（CJD）と診断されました。100万人に1人という発症率の難病で、今のところ、よい治療方法はなく、余命は半年～2年と言われています。この疾患は認知症の進行が速いとは聞いていましたが、発症して数か月で、もう要介護4にまでなってしまいました。私たち夫婦は、遠方に住んでいることに加え、COVID-19の感染拡大という社会情勢から、面会もままなりません。義母はもう自分で電話をかけることも取ることもできなくなっています。

　私は、義母の担当看護師さんに、「治療方法がないのならば、せめて1日に1回でいいので声を聞かせてほしい」とお願いしました。食事には毎回、介助がついている状態です。昼食の時間に携帯電話のアプリケー

ションで「ビデオ通話」をかけるので，義母のそばにいる介助者に電話を受けてもらえないかと頼んでみたのです。でも，確定診断を受けた病院にいた2か月間は，電話がつながることは一度もありませんでした。毎日電話をかけては「また通じなかった」と落ち込む夫を見るのは，本当にやるせない思いでした。

「看護」ってなんだったろう？　とっさに私は思いました。ヴァージニア・ヘンダーソンは，看護とは患者の基本的欲求を満たす手助けをすることだと言ったのではなかったか。患者の意思を伝達したり，欲求や気持ちの表出を助けたり，レクリエーション活動を助けるのが「看護」ではなかったのだろうか，と★。

コンサルティングや研修で病院に出入りしている私は，医療者からいろいろな現状を聞いているので，現場が大変なのは十分にわかっているつもりです。でも，介助者が「本人も家族も，面会もできずにつらいだろうな。しかも，難病で余命は長くはないし」と少しでも思ってくれたなら，その思いを一度でもいいから「電話を取ってあげる」という行動につなげてほしかったと残念でした。これこそ，「社会人基礎力」で言うところの「情況把握力」「柔軟性」に「実行力」ではないのかと思ったのです。

未曾有の事態で現場は混乱し，十分な教育もできない，受けられない環境かもしれません。けれど，そんなときだからこそ「看護とは何か」を考え抜き，その考えやアイディアを行動に変えることができる人が看護師であってほしいと，患者家族になった私は心から思いました。

一方で，こうした危機的状況におけるコミュニケーションはどうあればいいのか，自問自答しながら最善を尽くしてくれる人もいます。

義母は，同年3月に療養型の病院に転院しましたが，転院先の看護師さんは，「1日に1回でいいので電話を取ってもらいたい」という要望を，穏やかな笑顔で受け止めてくれました。転院した次の日，すぐに私たちのかけた「ビデオ通話」を取ってくださいました。電話をつなげなかった日には，「元気です　代筆」というLINEのメッセージまでくださいました。なんて「実行力」「創造力」がある方だろうと感動しました。

この方のような思いやりのある対応をする先輩を見て育った新人は，自然に患者・家族のニーズを受け取り，行動化することができるようになるのではないでしょうか。新人が，患者・家族のニーズを汲み取り，自分自身で考え，行動することができるようになるには，目の前でこうした先輩の看護を見るのが一番の近道です。

読者の皆さんにもぜひ，自身の看護実践をモデルに，新人をぐいぐい

notes ★

★　ヴァージニア・ヘンダーソン（湯槇ます，小玉香津子訳）（2016）：看護の基本となるもの（再新装版），日本看護協会出版会.

point 📍
患者・家族の思いに寄り添う先輩の背中を見て，新人はより育つ。

2

導いていただきたいと願っています。

2 オンライン研修のメリット／デメリット，効果的に実施するコツ

　COVID-19 感染拡大を受け，2020 年度は，対面での集合型研修は中止もしくは延期とする施設がほとんどでした。そうした中でも，設備を整え，オンラインでの実施に着手するところが徐々に増えてきました。

　2020 年末には，私の関わっている施設でも大半がオンライン研修を導入していましたし，新たに教育支援を依頼される場合も，感染拡大の状況に合わせて，対面かオンラインかを決定するというものに変わってきました。

　もともと私は，地方の施設とは，必要に応じてオンラインのツールも使いながら関わっていましたが，やはり基本的には対面での研修でした。ほぼ 100％の研修がオンラインで，となって 2〜3 か月が経過したころから，オンライン研修と対面での研修の，それぞれのメリットとデメリットが，私の中ではっきりしてきました。今では，ポストコロナ時代の教育は，これらをうまくミックスして使いこなすことで，研修をより効率的・効果的に実施できるのではないかと思っています。

　これは，外部講師を招いての研修だけでなく，皆さんが院内外で講師を務める場合も同様です。

　とは言え，「ミックスして使いこなす」以前に，それぞれを「うまく使える」ようになることが重要ですよね。ここでは，教える側・教えられる側ともに，多くの人が初めて経験することになったオンライン研修を効果的に実施するコツをご紹介します。

　制約がある中でも，手法の組み合わせや構成を工夫することで，受講者の満足度が高く，医療職というキャリアを選択したことへの自信を育む機会となる研修にすることができます。

　「事前課題」「オンラインツール（例：Zoom）を使ってのやりとり」「タイムリーな理解度の確認と振り返り」という流れで行った場合を例に，解説します（図 3）。

＊オンラインでも対面でも効果的な，具体的な研修プログラムの例は，第 3 章の 2 でご紹介します。

▍〔効果的な事前課題の作り方——相互理解と自己受容，理念の行動化を促す〕

　研修の数日前に，「下記項目について，15 分を目安に，講師に対して

事前課題（Google フォームで作成したアンケートや，Word で作成した課題などへの入力）

↓

オンラインツール（Zoom など）により画面上で共有

↓

研修の感想や理解度を問うアンケートや小テストの実施

↓

オンラインツールで共有

⋮

● 研修時間内に，理解度の確認と研修後アンケート調査が同時に実施できる
● Google フォームの「共同編集者」に看護部長や院長を指定すれば，報告もタイムリーにできる

図3 「事前課題」「オンラインツールによるやりとり」「理解度の確認と振り返り」を組み合わせた研修の流れ

印象深い自己紹介をしてください」と，質問項目を提示します。新人看護師が対象であれば，「看護師を目指したきっかけ」「理想とする看護師像」などです。

オンライン研修当日はこれを見ながら，ほかの受講者，そして，モニターの向こうにいる私（講師）に自己紹介を兼ねてプレゼンテーションをしてもらうようにします。勤務の関係で事前課題記入の時間を確保できないときは，研修前に記入するのではなく，その項目に関して「考えておく」程度にとどめても大丈夫です。人間は「問い」があれば自然に「答え」を探すものなので，実際に回答を記入していなくても効果的なのです。1人で15分話し続けるのはなかなかハードルの高いことですが，実際，事前に記入して提出させなくても，多くの受講者が，伝えたいことがしっかりと整理されており，プレゼンテーションも上手にできています。

この仕事を目指すことになったきっかけや，理想のあり方などが，自分の体験や本音を出し合いながら語られることで，参加者同士がお互いを理解し，自分自身をも受容する「グループエンカウンター」★の場になりえます。

この方法は，私自身，新人の自分を表現する力が年々弱くなっていると感じ，導入したものです。平時なら，新人同士が2人組で自分たちの自己紹介の様子を録画し，各自でそれを見て自分の発信力を確認してもらうのですが，その方法がとれないときは，このように少しハードルを上げて行います（講師に向けて発表するというのは，新人同士で発表するよりも，新人にとってハードルが高くなります）。

また，「勤務する組織の理念をどう表現するか」をたずねることもあります。上記のように，自分自身の体験と思いを共有した後で，改めて組

織の理念を自分なりにどう表現するのかをたずねると，理念を行動化する言葉がすんなりと出てきます。

　　オンラインでも録画の配信でも，

　　自分の体験（近親者の看取りや健康障害など）
⇒看護師を目指した動機
⇒どんな看護師になりたいか／なりたくないか
⇒施設の理念
⇒それをどう表現するのか
という質問の流れ（構成）が重要なのです。

　これらは「オープンクエスチョン」（第1章の■を参照）と「チャンク」[★1]というコーチングスキルが身についていれば，いかようにでも「よい質問の流れを構成でき，よい事前課題を作ることができる」ようになります。

　なお，ジョブローテーションを採用している施設の場合，「なぜこの部署を希望したのか，そこでどのような看護がしたいのか」を発表するようにすると，相乗効果が生まれます。

■〔研修効果測定の仕方──実践や考え方，行動の変化につながったかどうかを確認する〕

　長年，研修などの講師を務めてきて思うことですが，研修は，講師の進め方によっては「ただ聞いているだけ」になりがちです。参加者が実践したり，考えたりする双方向のものでなければ，あまり教育効果は期待できません。研修後の満足度アンケートだけでは，研修の瞬間満足度を測ることはできても，「その後の教育効果」は測定できません。〈習ったことを実践してみたか〉〈自分の看護実践や考え方，行動に変化があったか〉を確認することが重要なのです。

　研修後アンケートは，1か月後，3か月後，半年後，……というようにとり続けます。新人研修も新人同士のチームビルディングができるまで実施するのが効果的で，年間で研修時間を確保できるなら，アンケートは研修時間内にとれば一石二鳥です。また，アンケートの内容は瞬間満足度を測るものだけではなく，研修で習ったスキルの「活用意思」（やってみようと思うこと）・「内容試行」（使ってみること）・「活用満足」（うまく使えたか）・「成功反復」（何度もうまくできたか）について時系列で調査し，その結果を研修の効果測定とするのがおすすめです[★2]。

　たとえば，無料のインターネットサービス「Google フォーム」[★3]なら，スマートフォンを持って研修に参加してもらうことで，タイムリー

---

notes ★

★1　チャンク　情報や物事のひとかたまり。物事のとらえ方や表現の大きさを表すときにも使用し，たとえば，目標をワンランク上げるときには「チャンクアップ」，下げるときには「チャンクダウン」と言う。

point

満足度アンケートだけでは，研修の教育効果は測定できない。研修後，習ったことを実践してみたかなどを経時的に確認するとよい。

notes ★

★2　研修後のアンケート調査の仕方と，研修効果測定や研修目標の立案などに関して興味がある方は，著者の会社のホームページで無料公開している，看護師　実地指導者向け（後編）「新人看護師のやる気を引き出す関わり方」を参照されたい。〈https://tn-succ.jp/osusume/puri-kennsyuu2/〉［2022.8.10］

★3　https://www.google.com/intl/ja_jp/forms/about［2022.8.10］

に質問することができますし，一度作成したアンケートはコピーできるので，1か月後，2か月後，……と経時的にデータを集めていくことも簡単です（次年度もコピーを活用することができます）。

〔回答者がリソースフルになるアンケート〕
　ある施設の2回目の新人研修で，次のようなアンケートをとりました。
① 叱られるとき，どのような心構えを持っているのがよいでしょうか。
② これまで，先輩や上司（いなければ，親や教師）に叱られたけれども今となっては感謝していることを，エピソードとともにできるだけ具体的に記述してください。
③ 入職して先輩や上司にほめられたことは何でしょうか。もらった言葉そのものを記述して，そのときの気持ちも書き出してください。
　以下は，③への実際の回答例です。

・「穿刺が上手になったね」
⇒穿刺のときには不安や緊張があったが，この言葉で少しずつ自信が持てるようになった。
・「仕事を覚えるのがめちゃ早いよ」
⇒もっと頑張ろうというモチベーションにつながった。
・「患者さんへの言葉遣いがすごくいいよね」
⇒できないことだらけの中，自分の強みを教えてもらった。

と，こんなふうに回答を書いていると，だんだん嬉しくなってきます。よい体験の振り返りをすることで，人はリソースフルになるからです。リソースフルとは，活力に満ち，いろいろなことに挑戦できそうな気持ちになっている状態を言います。質問の順番も，答える側がよい気分になるように構成すると，回答する人たちの気持ちを味方につけることができるので，研修はさらに効果的に進みます。回答者や参加者の心理面の状態管理が研修の盛り上がりを生むのです。

▎〔オンラインツールの効果的な使い方——全員に「考える」ことを促す〕
　能動的で効果的な研修にするためには，研修内で「いかに物事を考えさせるか」「タイムリーな理解度の確認」「研修後の振り返り」がキーポイントになります。
　対面の研修では，参加者の数人に質問を投げ掛けたりして双方向的に

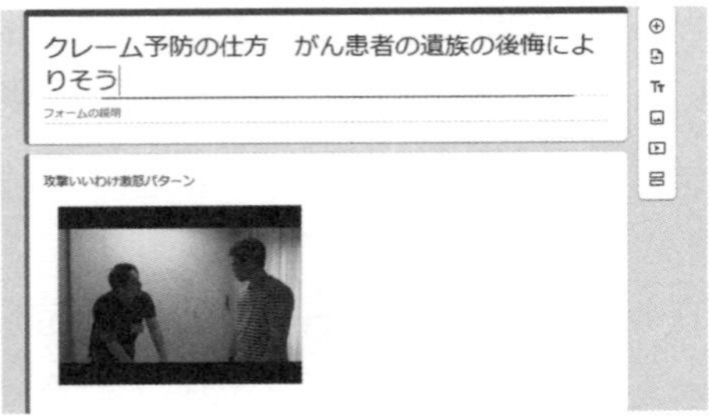

図4 Google フォームの画面に動画を埋め込んだ例

なるようにしている講師もいますが，それは質問に答えた数人が双方向なだけであり，参加者全員に「考えさせる」ことはできません。この点，Zoom と Google フォームをセットで活用すると，参加者全員が「考える」ことを実践できるので，「社会人基礎力」で言うところの「考え抜く力」を養うことができます。これまで私は，研修中に c-Learning（授業支援web システム）という有料のツールを使って理解度確認などをしてきましたが，Google フォームは無料で動画もたくさんアップできるので，使わない手はないと思っています。

〔Zoom で動画教材を活用するときの注意点〕

　私は，新人の接遇研修で，クレーム予防の動画を教材として用いています。このとき，私（送信側）のパソコンで動画を再生したものを，Zoom を通して見てもらおうとすると，コマ送りのようになってしまうときがあります。受信側のパソコンやルーターをアップグレードすれば改善できるようなのですが，それでも完璧とはいきません。そのため，動画だけは別の手段を用意することをおすすめします。

　私が使っているのは，前述の Google フォームのアンケートページに動画を埋め込んでおくという方法です（図4）。また，事前に研修会場のパソコンにデータを置いておくと，より安全でしょう。離れた場所からデータを送らなければならないときは，ファイル転送サービス（firestor-age など）やクラウドストレージ（OneDrive や Dropbox など）といった無料サービスが便利です。また，Zoom については，私の経験則ですが，Wi-Fi 環境が整っていない場所ならば，個人所有の携帯電話の4G回線だと，動画が安定して見られることが多いようです。

3　教え方改革！　変化を受け入れ，イノベーションを起こす

〔先入観を手放そう〕

　研修を依頼されるときに，先方から，「オンラインだと，対面よりも研

修効果は薄いとは思いますが，何もしないよりはいいかなと思って……」
という前置きがあることが多いのですが，先ほど解説したように，私は，
構成しだいでオンラインでもグループダイナミクスを起こすことができ
ると思っています。大切なのは，方法ではなく「構成」です。そして，
「構成できる力」をつけることです。

　また，たとえば，Zoom などのオンラインツールには録画機能もある
ので，普段ならアンケートで瞬間満足度を測って終了していた研修も，
録画して各部署で共有することだってできます。つまり，ICT の利活用
によって，このように時間の壁を超えることもできます。

　とは言え，以前は私自身も，これらのツールを導入はしていたものの，
なかなか使いこなせていませんでした。しかし，COVID-19 感染拡大を
受けて，Zoom や Google フォームなどのツールをフルに使わざるをえな
くなりました。活用してみて，「これら ICT を駆使することで，教育の
限界は意外と簡単に突破できるのではないか」と思うようになりました。

　企業のテレワーク化も急速に進み，私も打ち合わせやミーティングは
大半がオンラインとなりましたが，それはそれでなんとかなるものだな
と実感しています。「会って話さないと」「研修はやっぱり対面でしょう」
などの先入観を手放し，変化を受け入れて活かすことが，教育に大きな
イノベーションを起こすのではないかと，今では思っています。「郷に
入っては郷に従え」の精神で，力強く進んで行けたらと思います。

▌〔緊急事態は教育力の底上げにつながる出来事？〕

　高校教諭時代に顧問をしていたテニス部には，■で例にあげた生徒と
は対照的に，小学校，中学校からテニスの経験のある生徒もいました。
でも，そうした人には，テニスのスイングによくないクセがついている
ことも多く，それはなかなか直せません。それならむしろ，テニスの経
験がない，〈クセのついていない生徒の方が伸びる〉。これは，私が実体
験して思うことです。

　COVID-19 の影響で，十分な実習を経験していない年度の新卒者た
ち。先ほど解説したように，不足している，鍛えられていない能力も
多々ありますが，見方を変えれば，「なんのクセもついていない」，つま
りは，「なんの先入観もない人たち」とも言えるのではないでしょうか。

　この事態は，もしかすると，教育力の底上げにつながる出来事なのか
もしれないぞ——私は，そんなふうにも感じています。
　この場合，底上げされるのは，もちろん，教えられる側だけではなく，

教える側の力もでしょう。たとえば，オンラインツールの導入のほか，携帯電話で新人の看護技術を撮影して振り返りをさせたり，ベテランの手技を撮影させてデモンストレーションとして示したり，ICTを駆使してオリジナルな教材を作ったりと，今の時代ならではの便利な道具，そしてアイディアを駆使していきましょう（「独り立ちさせること」にコミットして，「使えるものはなんでも使う」のスタンスで）。

　私の友人で，看護教育に長く従事されている福島芳子さんは，「古典看護学」から「現代看護学」へのスライドが大切と言います。私も同感です。今こそ，看護教育にイノベーションを起こすとき。〈教える側の力〉も底上げされ，たくさんの〈教え方〉が生まれることでしょう。

　「大家」と呼ばれる人たちの教え方がすべてよいわけではありません。新人にとっては，遠くの大家よりも，「目の前でわかりやすく教えてくれる先輩」が恩師です。

　また，何かのやり方を調べるとき，YouTubeを見ることが定番になってきました。教育学を学んでいなくても，わかりやすく教えてくれる人たちがたくさんいます。私たちも，既存の概念にとらわれず，道具を駆使して，新しい教え方，わかりやすい教え方を創造していきましょう！

3 オンライン上でのマナーとコミュニケーション

　2で触れましたが，COVID-19の感染拡大に伴い，会議や面談なども，オンラインで行うことが主流になってきました。導入当初は，「やっぱり会議は，皆が同じ場所にいて，じゃなきゃ，進まないよね」なんて言っていた人たちも，その多くが今ではすっかり「オンラインでいいんじゃないの？」というスタンスに変わりました。

　ここでは，「ポストコロナ時代」も残っていくであろうオンライン会議や面談などでのマナーについて考えます。

1 「顔出し」をしよう

　かなりナゾなのですが，意外と多いのが，「顔出さない」系の人たち。病院や施設などで管理職の役割を持つ人にも結構いるのでびっくりします。「ご自分の部下には，『スタッフ間のコミュニケーションは大切よ！』とか，この前おっしゃってましたよね？」と突っ込みたくなります。

　「化粧をしていない」とか，「相手に顔を見られたくない」とか，いろいろな事情があるのかもしれません。でもこれって，たとえば患者さんのところに覆面をして行くようなものではないでしょうか。

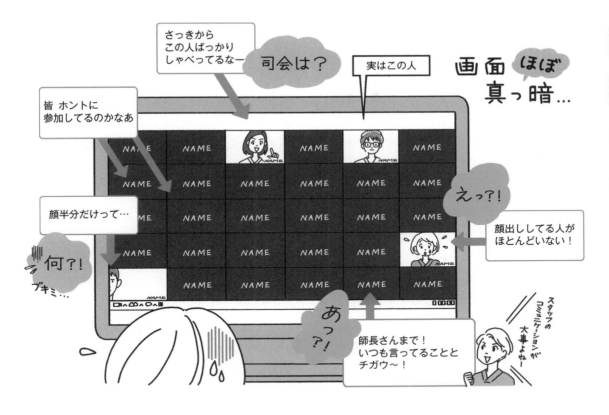

　コミュニケーションとは，双方向で活発になるもの。なので，オンライン会議にはしっかりと顔を出して参加しましょう。また，たまになぜか「顔を半分だけ出している人」もいますが，これも不気味なのでやめましょう。

　職場ですれ違っても，あいさつもせずに通り過ぎたスタッフがいたら，「あの人って，あいさつもロクにできないのね」となりますよね。オンライン会議などで顔を出すのは，対面であいさつを交わすのと同様の「礼儀」だと言えます。

　ましてや，1対1のオンライン面談で，面談される側しか顔を出していないとなったら，これはもう，「ハラスメント」と受け取られても仕方がないかもしれません。

2　「ペーシング」をしよう

　顔出ししないことは，コーチングで言う「ノーペーシング」の状態に陥りかねません。

　話すスピードやリズムにタイミング，声のトーンや表情を，できるだけ相手のそれに合わせてお話をうかがう。コーチングではこれを「ペーシング」，そして，これらが合っていないことを「ノーペーシング」と言

います。ペーシングが上手な人とは，どんどん会話が弾みますが，「ノーペーシング」な人には話しにくいので，会話はすぐに止まります。

　特にオンラインでは，目の前に相手の実体がないために，この「ペーシング」がなおざりになります。そもそもオンラインでは，パソコンなどに向かって1人で一所懸命に話しているわけなので，結構，孤独です。なので，せめて画面の向こうの人（たち）には，タイミングよく話を聞いてもらえると嬉しいですよね。

　読者の皆さんの中に，「大事な話は電話の方がいい」という人はいらっしゃるでしょうか。そうした人は聴覚が優れていて，時に視覚情報が邪魔（視覚情報を入れたくない）になり，ノーペーシングになることがあるようです。私の会社のコーチングのトレーニング生にもよくいます。「自分はそのタイプかも？」と思う人は，相手の話している「内容」だけに集中するのではなく，「言っていることが相手の表情と合っているか」を確かめながら聞くようにしてみましょう。意外と人は言行不一致（言っていることと行動が違うこと）が多いということに気づくかもしれません。

　オンライン面談で自分の上司がノーペーシングだったら……どんなに怖いことか，簡単に想像できてしまいますね。

3 「表情管理」をしよう

　たとえば，新人が初めての処置につくときや，血管の細い患者さんの採血に行くとき，不安な気持ちが表情に表れてしまうことがよくあります。そして，不安な表情で患者さんのところに行くと，「この人，自信がなさそうだけど，大丈夫かな」と，表情からこちらの不安を見破られ，患者さんの側が不安になってしまうことがあります。なので，凛とした表情で患者さんに対応するのが大事だと教えますよね。こうした配慮をすることを「表情管理」と言います。詳しくは第3章の3で取り上げますが，新人に身につけさせたい行動の一つです。

　先ほど紹介したのは臨床での表情管理の例ですが，オンライン会議などでの表情管理とは，一言で言えば，「その場面に合った表情でいること」で，文字どおり「自分の表情に責任を持ち，管理すること」です。

　たとえば，笑顔で聞いたり，納得したらうなずいたり，痛ましい内容であれば真摯な表情をしたりと，積極的に非言語的コミュニケーションを用いるようにしましょう。

　講師が「PowerPoint，映っていますか（「画面共有」できていますか）」と聞いてきたら，「はい，映ってます！」と，にこやかに両手で"OK"

サインを作るなど，相手の話や講義がこちらにちゃんと伝わっていることを，表情や態度で視覚的に伝えるようにしましょう。オンライン会議などには，自分が発言する予定がなければ，マイクを「ミュート」にして参加していることも多いと思いますが，「ミュート」を解除するより，ジェスチャーで伝えた方が，早くて簡単です。

　「伝わったこと」が「伝えたこと」。これは，コミュニケーションの鉄則です。通信環境によっては，映像が時間差で届くこともあります。「いろいろ不便だけれども，なんとか会議を一緒に盛り上げていきましょう！」という情熱と態度を持って参加しなければ，時間どおりに終わらないし，満足度も上がらないと，経験則から思います。

4 「表現管理」をしよう

　うなずきも，多すぎると「正直，ウザい」ものです。「一杯反応しなくちゃ，講師や司会に失礼だから」という気持ちが強い，こうした人たちの反応は，進める側にとって，ありがたいものです。でも中には，「『私って，よく聞いてるでしょ』アピール」が過ぎる人もいます。

　「しっかり反応する人」とこうした人との違いは，意識のベクトルの向き。

　前者は，ベクトルが講師や司会に向かっています。そして根底には，「研修が盛り上がりますように」とか，「会議がうまくいきますように」という願いがあります。

　一方，後者は，ベクトルが自分自身に向かっています。そして根底には，講師や司会に自分の反応力をアピールしたいという気持ちがあります。リアクションがオーバーすぎて，研修や会議の進行が止まることもしばしば。なので，「なんだか，さわやかな感じがしない」。こんな人，いますよね。

　ただ，無意識にオーバーリアクションになっている人もいるので，「自分もそうなっていないだろうか」と思い当たる人は，画面上の自分の姿と他の人のそれとを比べて，調整するようにしましょう。「反応すればすべて OK」ではなく，先ほどの「表情管理」と同じで，表現の強弱も，「その場に合ったものにする」必要があります。オンライン面談の場合も同じです。

5 「音声管理」をしよう

　オンライン会議などでは，遅れて参加する人がいると，「入ってきた」音（チャイムや会話など）がどんどん流れてしまうことがあります。ま

た，発言しないときにはマイクを「ミュート」にするのがルールであること，あるいはそうした機能があるのを知らなかった人や，忘れている人が多いと，もう研修や会議ではなくなります。事前に基本的なルールやマナーを確認しておくか，司会や講師とは別に「ホスト」役を立て，参加者が「入室」したら「ミュート」にする設定にしておくと安心です。

　パソコンの設定に問題があるのか，本人がパソコンから離れすぎているからなのか，相手の声が小さくて聞き取りにくいこともあります。なので，一度でも自分の発言に「えっ？」と聞き返されたことがあるなら，マイク付きのイヤホンを使うようにするといいでしょう。

　また，参加者が多く，発言も多く引き出さなければならない場合は，「ミュート」を解除するロスタイムがもったいないと思うこともありますね。「ミュート」に設定するのが基本ではありますが，短時間で決めることが多い会議なら，「ミュート」にせずともいけるような静かな場所で参加するのも一手です。

　「オンライン会議には，環境調整をして臨みましょう」と言われると，「うちにはそもそも，そんなスペースありません」とか，「パソコンの性能が悪いんです」とか，反論する人がいますが，何事も臨機応変にいきましょう。オンライン会議が増えたのは，誰のせいでもないのですから（何かのせいだとしたら，COVID-19ですよね）。

6　講師や司会は，しっかりファシリテーションをしよう

　病院や施設での研修にオンラインが導入されるようになってから，「研修の打ち合わせに，奥山先生も入ってもらえないでしょうか」と言われることが増えました。移動を伴わないし，「いっそのこと，講師にも企画段階から入ってもらえば早いんじゃないの？」という発想なのでしょう。

　未曾有の事態で現場も大変。少しでもお役に立てればと思って参加させてもらっていますが，トータルすると，かなりの時間を奪われることになっています。3時間の研修なのに，打ち合わせは5時間，とあべこべな感じになったこともありました。それでも，「スタッフのためにいい研修をしたい！」という情熱があるなら，こちらも快く参加できますが，どうもそうではないところがほとんどです。

　「うちはオンライン研修が初めてなもので，不慣れですみません！」と，最初のうちは低姿勢なのに，打ち合わせが始まると態度が豹変したりもします。基本的に皆，ダンマリで，ノーリアクションにノーペーシング。きっと，ここ本来のオンライン会議の姿が露呈しているのでしょ

う。

　私はそんな雰囲気は嫌だし，早く終わらせて次の仕事をしなきゃと思ってオーバーリアクション気味に参加していると，気がつけばこちらが事実上の司会になっている，という逆転現象が起こります。

　でもそこで本来の司会が，「なんか進めてもらえてよかったな」とか，「結構，意見も出たし，めでたし，めでたし」と思っているようではNGです。司会は，会議の前にしっかりとルールを提案し，共有画面のコメント欄に貼り付けておくなどして，活発な意見が出てくるようにファシリテーションしなければいけません（ルール作りについては，この次に説明します）。

　オンライン会議では，対面での会議よりも，司会の果たす役割は重要です。なので，持ち回りで司会を担当することになっているなら，皆が同じ程度のファシリテーションができるような進行のスキルを習得しておくことも大事です。

7　ルールを作ろう

　「よい会議（話し合い）」「よくない会議」とは，どのようなものか，改めて考えてみましょう。

　まず，対面であれ，オンラインであれ，下記のように整理できると思います。

〔よい会議〕
・参加者が積極的で主体的
・参加者同士の雰囲気がよい
・コミュニケーションが活発
・参加者同士が尊重し合っている
・いろいろな発想が出てくる
・参加者が全員，同じ方向（目的）に向かっている

〔よくない会議〕
・参加者が消極的で他人任せ
・同じ人が何度も発言する
・強い言い方や声の大きい人の意見が通る
・シーンとする，または緊張感がある
・「でも」と意見を否定される
・何を話し合っているのかわからない

これを踏まえて，オンラインで会議などをする際のルールを作るのが有効です。

下記に例を示しますが，組織や会議ごとに参加者のカラーや課題は違うと思いますので，「オンライン会議や面談などで，どんなことに困っているか」「どんなルールがあればいいと思うか」をアンケート調査で引き出し，オリジナルルールを作ることをおすすめします。

早速，アンケート調査から始めましょう。たとえば，②でご紹介した「Google フォーム」なら，無料かつ短時間で，アンケート聴取から簡単な評価までできます。

組織内での会議などにもオンラインが導入され，慣れないうちはいろいろと大変なこともありますが，IT 化が進むことには，よい面もたくさんあります。すべてをリソースにして進んで行きたいものですね。

notes ★

★　前著 p.171 をオンライン用にアレンジ。

〔オンライン会議のルール（例）〕★

1. 否定 NG
2. 割り込み NG
3. 表情管理
4. 表現管理
5. 音声管理（基本「ミュート」）
6. 質より量を出す
7. 奇抜な意見歓迎
8. 内職 NG
9. 1 人 1 発言
10. NG ワード（＊）は次回司会

＊NG ワード（例）

でも　　ダメ　　意味がない　　無理　　ムダ　　嫌だ　　〜すべき
私に言わせれば　　皆，そう言っている　　できない　　わからない
どうでもいい　　面倒くさい　　そもそも　　どうせ（所詮）
自信がない　　やったことがない　　やりたくない　　忙しい
難しい　　やらなくても結果はわかる

● Column 1 ●

どっちがいいの？　厳しい看護師 vs 優しい看護師

家族の入院で出会った2タイプの看護師

　数年前になりますが，娘が入院し，「手術」というものを体験したときのことです。このときは，外来受診から入院の受け入れ，そして退院までがとてもスムーズで，受付の人，検査の人，看護師の皆さんに親切にしていただき，親として心から感謝しました。

　「こんな素敵なスタッフが働く病院では，どんな教育と仕組みがあるのだろう」と，私は，「患者の家族」という立場からも，教育コンサルタントの立場からも，興味がわきました。入院の当日に担当してくださった優しい看護師さんに，「どうしてこの病院に就職しようと思ったんですか」「職員研修ではどんなことを学ばれてるんですか」などなど，つい，娘の入院には関係ないことをたくさん質問してしまいました。

　病院で私たち親子に関わってくださったのは，ほとんどが優しいタイプの人だったのですが，1人だけ厳しいタイプの人がいました。手術当日に担当してくださった看護師さんで，「できないことはできない」と，ビシッと言う人でした。娘はこの看護師さんを怖がっていましたが，私はしだいに，この人が手術当日から退院まで担当してくださったことで娘の甘えが出ず，逆によかったと思うようになりました。

　どんな病院にも「厳しいタイプの人」と「優しいタイプの人」がいるものですが，皆さんが患者や家族の立場となったときには，どちらのタイプの人を望むでしょうか。それとも，「厳しいタイプの人」が適する状況，あるいは「優しいタイプの人」が適する状況，というものがあったりするのでしょうか。

「指示的」と「非指示的」の違い

　まずは，「厳しいタイプの人」「優しいタイプの人」とは，どういう言動をとる人をイメージするのかについて考えてみることにしましょう。

　今回の例からすると，厳しいタイプの人とは「指示的な言動をとる人」のことで，優しいタイプの人というのは「非指示的な言動をとる人」と言えそうです（表）。結論から言うと，外来受診・検査・入院初日の受け入れの際に関わってくださった人の多くが「非指示的」で，2日目の処置から退院までを関わってくださった看護師さんは「指示的」でした。

　実は娘には先端恐怖症があり，小学校低学年のころから採血や注射がほとんどできませんでした。これまでにかろうじて注射ができたのは中学生のときで，怪我で皮膚の縫合のために麻酔をしたときと，急性虫垂

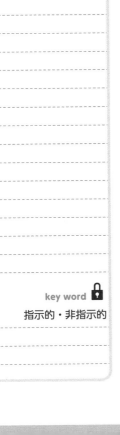

key word 🔒
指示的・非指示的

表 指示的対応と非指示的対応

指示的対応	非指示的対応
指示・命令する，上から	提示する，横から
大きな声でハキハキ話す	静かに穏やかに話す
早口で情報量が多い	ゆっくりでワンメッセージ
語尾が強く，言い切る	語尾はあいまいなこともある
決定を促進する	相手の決定を待つ
より多く介入し，行動をとらせる	励ます，ねぎらう，勇気づける
あえてノーペーシングのこともある	ペーシング，うなずく，繰り返す
笑顔はなく，クール	穏やかな表情，笑顔がある
目力が強い	まなざしが優しい
スピーディー，時に急がせる	十分な時間を与える，時に待つ
ボディランゲージが大きい	ボディランゲージは小さく，自然
リアクションが大きい	リアクションは小さめ
答えを与える，選択肢を絞る	選択肢を多く示して，決定を促す
エネルギッシュ	ナチュラル，穏やか
プレッシャーを与える	プレッシャーを緩和する
結果やゴールを意識させる	プロセスを大切にさせる

炎のときの2回。今回の入院でも，採血しようとしたとたん，19歳とは思えないような暴れよう。それでも優しい師長さんが「注射って嫌だよね，怖いよね。わかるよ。看護師さんだって本当はしたくないんだもん。怖いけど，やせがまんしてるだけなんだよ」と，大声で泣きわめく娘にこの上もなく優しい言葉を掛けてくださいました。それを聞いた娘も，「こんなに暴れてごめんなさい。こんな人いないよね。恥ずかしいよね」と，だんだん素直になっていきました。

　普段は生意気なことばかり言うくせに，注射すらできずに暴れるわが子。情けなくて私まで泣けてきました。なぜならこの日までに，親子でできる限りのことをしてきたからです。藁にもすがる思いで，「注射が怖くなくなる」という自己暗示（動的催眠）をかけてくれる民間のカウンセリングルームに入院前日まで毎日通いました。それでも入院当日はやっぱり怖いと逃げ出そうとする娘に，午前中に精神科を受診させて安定剤を処方してもらい，2錠を飲ませて午後から入院。やっとの思いで臨んだ採血だったのです。

　だからなおさら，「ここまでやっても，やっぱり採血できないんだ」と，2人で絶望してしまいました。親，看護師3人と，大人4人がなだめさとして説明して，1時間以上奮闘しましたが，やっぱり採血はできません。優しい師長さんも，「仕方ない，お手上げだ。じゃあ，担当医に頼もうか」と部屋を出て行ってしまいました。私は心の中で，「若手の医師より数をこなしている師長さんの方が，きっと注射はうまいはずなのに……」と，希望を失いました。

代わりに来てくれたのは，優しそうだけれど頼りなさそうな医師。「この調子では，明日も点滴は無理だと思うので，留置針にしますね」と静かに話し，駆血。「嫌だ〜！　怖い！　やっぱ無理，無理！」と叫ぶ娘。これまでかとあきらめかけたとき，娘が「やっぱり右手は絶対無理だよ！」と言うので，「じゃあ，左手ならできるの？」と聞くと，「できるかもしれない」と。そこで，左手で挑戦することにしました。

「ママ，手を握ってて」。いつになく素直な娘。「でき〜るよ，でき〜るよ。あれ？　ちょっとしか痛くないよ〜」と私（幼児語で，催眠的に）。「ん〜」と娘は目を閉じて眉間にしわを寄せ，ギュッと私の手を握ってきます。そして……できた！　なんと，22 Gの注射針を体に入れることができたのです。数年来の悩みの種だった先端恐怖症を克服できた喜びを娘と一緒に分かち合っていると，非指示的な看護師さんが，穏やかな話し方で「すごいね，できたね。頑張ったね」とねぎらってくれました。娘も満足そうで，自信に満ちた顔をしながらその日は眠りました。

指示的看護師のクールな対応に，娘は……

いよいよ手術当日です。この日の看護師さんは昨日の看護師さんとは違って，指示的なタイプの人でした。付き添う家族とは目も合わせず，娘にだけ淡々と手術当日の流れを説明。留置したルートに点滴をつなごうと看護師さんが左手に触ろうとすると，「やめて！」と娘が手を振り切りました。先端恐怖症があるという申し送りがなかったのか，私が「すみません。先端恐怖症なんです」と言うと，「あ，そうなんですか。でも点滴しないと手術できないけど，どうするの？」と，娘に向かってクールに言いました。娘は，「こっちに見せないで優しく包帯を取ってください！」と要求。「じゃあ，できる限りそうします」と，淡々と点滴をつないでくれました。

その後も娘は，その看護師さんには聞くのが怖いのか，「ねえ，薬っていつ飲めばいいの？」「ご飯って何時に食べていいの？」と私に聞いてくるので，「それは看護師さんに自分で聞くことだよ」と言うと，しぶしぶ自分で質問していました。

抜針するときにも「怖い！」と言って暴れようとした娘に，指示的な看護師さんは，「じゃあ，このまま針を刺して帰るんですね」と冷静に一言。「それは嫌です。痛くなく抜いてください」と娘。「痛いかどうかはその人の感じ方なのでわかりません。できるだけていねいにはします」。「……。お願いします」。しかめっ面をしながらも無事に抜針も成功しました。その後もその人は，終始，表情を変えず淡々と退院指導まで関わってくださいました。

たぶんこのときの看護師さんが非指示的な人だったら，娘は甘えて抜針すらすぐにはできなかったと思います。一方で，入院してすぐに指示的に関わられていたら点滴ができたかと言えば，もっと怖がってできなかっただろうと思います。実際，この病院を受診する前にほかの総合病院にかかりましたが，「採血すらできない患者さんは，うちの病院では診られません」と，受診も紹介状の発行も拒否されていました。その病院のスタッフは指示的な感じで，娘いわく，「きっとここの人は私のことを守ってはくれないし，採血もできない」と思ったそうです。初めての病院を受診したばかりの患者は，こんなふうに疑心暗鬼になっていることもあります。なので，病院での最初の受け入れは，やはり非指示的な関わりで患者さんに安心してもらうことが大切ではないかと思います。

理想は，厳しさ・優しさの「二刀流」

　「指示的な人」「非指示的な人」という表現を，「指示的な対応」「非指示的な対応」とすることもできるでしょう。指示的・非指示的のどちらの対応も，それぞれによい面があります。1人のスタッフが患者の状況に合わせてどちらの関わり方もできるとなれば，さらに患者と深い信頼関係が結べたり，治療を促進したりすることができると思います。

　実際に，教育支援先の病院で患者さんにも部下にも慕われている看護師さんには，どちらの関わり方もできる人が多いと感じます。また，そういう人を見たとき，自然に「プロフェッショナル」という言葉が頭をよぎります。どちらも意図的に活用できることが理想なのですが，問題なのは，指示的なタイプの人は「自分は指示的な関わり方をしている」と意識できていないということです。そういう人にコーチングのトレーニングの際，「○○さん，今，ノーペーシング（❸を参照）でしたよ」「今，表情が少し険しかったですよ」とフィードバックすると気分を害されることがほとんどです。そういう人は，指示的な対応は悪いと思っていながら，自分は指示的だと気づいていないからです。

　また，指示的な対応はよくないという認識を持っていながら，「甘やかすと調子に乗るから，優しくしない方が本当の意味で優しいのだ」「ほめると手を抜くから，ほめない方が伸びる」などの考えが邪魔をして，非指示的な対応ができないということもあります（コーチングではこの考え方を「制限する信念」「止めている信念」*と呼びます）。

　フィードバックを柔軟に受け止めて，自分を変えていこうと思える人は，どちらの対応も使い分けることができます。指示的な関わりも非指示的な関わりも，相手の状態に合わせて上手に使い分けたいものですね。

notes ★

★　制限している信念を変化させ，モチベーションを高める働き掛けができるのが「二重の輪のコーチング」。詳しくは前著を参照。

point 📍
相手の状態に合わせて関わり方を使い分けたい。

第3章

何をどう教える？

第2章では主に，新人教育の理論的なこと，つまり，教えられる側・教える側，お互いにとっての意義や，世の中の状況がどのようであっても，変わらずに重要なことや，時には変革を起こしても進んで行かなければならないこともある，といったことをお伝えしました。

ただ，そうは言っても，実際に自分が「教える」立場になったら，一体何から始めたらいいのか，とまどってしまうという方も多いのではないでしょうか。本章では，その「何を，どうすればよいのか」を，具体的に解説します。

そして，「新人」と言っても，さまざまなタイプの人がいますね。多くは新卒者だと思いますが，中途採用や他施設・他部署から異動して来た人，再雇用や再任用のベテランさんの部署異動なども，異動先から見たら「新人」の範疇に入ります。また，企業で働いてから看護学校に入学したなど，他業種を経て進学し，看護師になったというような人も増えてきたので，年代や背景には多様性があります。

では，こうした多様性に富む人たちに関わる上でのポイントから考えていきましょう。

1 さまざまな「新人」

① 新卒者

「新人」と聞いてまず思い浮かぶのは新卒者ですね。数としても最も多いので，本書でも「新人」と言うときには原則として新卒者を指し，彼らへの教え方，対応の仕方を想定して解説しています。

理論や技術を学び，国家試験にパスした有資格者とは言え，プロフェッショナルとして働くことのみならず，まだまだ社会人としての経験もない人たち。指導する際は，年代による価値観や文化の違い，いわゆるジェネレーションギャップを感じることも多いでしょう。さらに，COVID-19の感染拡大の影響を受けた年度の人たちは，通常なら学生時代や実習で学べていたはずのことを十分に身につけられないまま現場に

出ています。特にこうした新人には，技術的なことはもとより，こんなときにはどのように振る舞えばよいのか，どんな言葉（敬語など）を使えばよいのかといった，具体的な行動レベルのことを教えて育てることが必要になっています。研修などで全国の施設にうかがいながらそう感じていますが，2020年度以降は特にそれが顕著です。

② ベテラン新人（1）他施設・他部署からの異動者

　ほかの施設や部署から異動して来た人や中途採用の人も，受け入れる側から見れば「新人」です。臨床の現場で長年「看護」の経験を積み，知識や技術を身につけてきた人たちも，受け入れ側から見れば，まずは「新人」なのです。「施設内の看護を長くやってきた人が訪問看護ステーションに就職した」という場合などは，代表的な「ベテラン新人」です。

　これまでの経験は貴重で，その後，活きてくる場面がたくさんあるのですが，まずは，配属された場所での流儀に従うことが求められます。

　どんなに前の職場が素晴らしいところであっても，今は違う場所に就職したのです。「ここの病院」ではなく「うちの病院」と無意識で言っているような自分になる必要があるのです。

　時には，指導する側よりも新人の方が年齢や経験年数が上ということもあります。全く違う業種から転身して来る人もいますし，教える側のプリセプターはまだ若く独身なのに対して，教わる側の新人の方が子育てに悩んでいる世代ということだってあります。ベテラン新人に業務を教えるとき，指導者側の方がどう対応してよいのかととまどうこともあるかもしれませんが，さまざまなキャリアを尊重しながら，自部署での仕事に精通している先輩として，相手の「日常業務の独り立ち」に向けて，あまり遠慮せずにしっかり育成していくというあり方が大切です。

③ ベテラン新人（2）再雇用者・再任用者

　家庭の事情などのさまざまな理由，あるいは定年でいったん現場を離れた人が，要請されて，あるいは自身の希望で再び職場に戻って来ることもあります。②以上に，教わる相手の方が年齢や経験年数がはるかに上，という「新人」さんです。自分の親と同年代，あるいは元上司ということだってあります。元上司に仕事を依頼するなんてとても気を使いますね。

　また，再雇用で働く場合，「給料が以前の半分」ということも往々にしてあり，モチベーションが下がっている，というようなこともあります。また，年齢を重ねると自身の健康問題が発生することもあり，「腰痛」や

「関節痛」などの持病を抱えながら働いているというケースも多いもの。

さらに，即戦力として期待できる一方，日進月歩の医療の世界では現場を離れていた間にさまざまなことが変わっていたり，配属部署が異なっていたりしたら，改めて技術のすり合わせなどの必要性も出てきます。

② 新人の表現力を鍛え，やる気も高める——「攻めの自己紹介」

ここからはいよいよ，新人・後輩や部下の指導の具体的な手順や方法を解説していきます。

まずは，新人とこれから一緒に仕事をするスタッフらが，おそらく初めてきちんと顔を合わせる機会であろう，集合研修を想定して説明します。集合研修の機会が持てない組織であれば，職場内研修（OJT）で対応できるように応用してください。

私が外部講師として新人研修で実施している方法をご紹介しますので，プリセプターや指導者の立場の方々もぜひ参考にしてください。また，「集合研修」と言っても，状況によってはオンラインもしくはオンデマンドという実施手段をとることもあるでしょう。でも，第2章でお伝えしたように，大事なのはツールでも方法でもありません。工夫とアイディアで，教える側も教えられる側も楽しさとやりがいを感じながら「共に育つ」ことを目標にすることが大事です。

1 ベースとなる力が備わっていない人が増えてきた？

さまざまな立場や職種の人たちと関わりながら患者さんやご家族に接していく上で，欠かせないものはコミュニケーション力ではないでしょうか。でも私は，長年，新人向けの研修に携わる中で，すべてのベースであるこのコミュニケーション力が高くない人が増えてきたと感じています。

特に，COVID-19感染拡大の影響で，これまでとは全く違った学び方を余儀なくされた——臨地実習に行けなかったり，講義もオンデマンドだったりした年度の新卒者は，第2章でもご紹介したように，本来であれば実習で身につけるべきコミュニケーション力や表現力が十分に鍛えられないまま，医療者として，そしてそれ以前に「社会人」として，歩み始めるわけです。

そんな彼らに対し，専門職業人として仕事への誇りを感じさせ，所属する組織に定着させるための最初の関わりとしておすすめするのが，「攻めの自己紹介」です。

「攻めの自己紹介」の仕組みは，「ではまず，お互いに自己紹介をしましょう。○○さんからどうぞ」などと，誰かに促されてする受動的なものではなく，自己紹介という定例行事を，自分自身と深く向き合い，リソースを持ち帰り，モチベーション高く仕事に向かう，プラスの「マインドセット」をすることのできる機会になるよう設計したものです。

2 やる気を高めながら，コミュニケーション力と表現力を鍛える

新人研修のはじめに，定例的に行うことの多い自己紹介。ここに「コーチング」の要素を取り入れると，教わる側・教える側双方の気分をマネジメントしながら，コミュニケーション力や表現力を鍛えることができます。

以下では，「攻めの自己紹介」の進め方とともに，「セルフコーチングシート」の活用方法をご紹介します。

▌〔導入（もしくは事前課題としてのセルフコーチング）〕

1. 新人に，表1の「セルフコーチングシート」（以下，シート）を番号順に記入させます（⑪以降は，後ほど記入します）。

このシートは，番号順に書くだけで過去と現在がつながり，深く自分と向き合いながら未来を考えられるように設計してあります。

*このシートは，巻末にも掲載しています。コピーしてご利用ください。なお，シートの記入を事前課題とする場合は，「1時間を目安に記入を」と伝えて，タイムマネジメント力を育てましょう。

表1 「攻めの自己紹介」で用いるセルフコーチングシート

セルフコーチングシート		看護師という職業について
自分ヒストリー / **未来年表**		⑬こんな看護師になりたくないという例をできるだけ具体的にあげてください。エピソードがある方はそれも書いてください。
① 線でモチベーションを表してどんなことがあったかを簡単に記述してください。 / ④ その年代でどんなふうになっていたいか，ライフイベントや取りたい資格を記入してください。		
		⑭こんな看護師になりたいなあという人はどんな人ですか。言動などを具体的に書いてください。
誕生〜6歳　小学生　中学生　高校生　看護学校　新人　1年後　3年後　5年後　7年後　10年後		
② 自分はどんな子どもだったか　③ 看護師を目指したきっかけ　⑤ 未来はどんなふうになっていたいか		⑮家族や知人が入院したり，看取ったりという経験はありますか。ある方はそのときに感じたことを書いてください。
⑥あなたが人生において大切にしてきたこと，していきたいこと（価値観）は何ですか。5つほど○をつけましょう。 楽しさ　友情　信頼　満足　自由　健康　家族　安心　調和　知性　誠実　情熱　進化　学習　努力　忍耐　寛容　正義　愛　時間　仕事　経済　安定　平和　成果　親密　友情　豊かさ　成功　達成　満足　名声　才能　率直　お金　貢献　成長　責任　尊敬　安全　挑戦　やすらぎ　承認　発展　正直　美　優しさ　独立　名誉　強さ　など		
⑦ 自分の長所（強み）　⑨ 自分の欠点（弱み）　⑪ 他者からの欠点のリフレーム		
⑧ 強みをどう活かしますか　⑩ 弱みをどう克服しますか　⑫ 指導者よりコメント		⑯ 発表後，もらった感想を書いておきましょう。

※⑫は（グループで発表しないときやOJTでは⑯も），指導者が記入する。

2. 新人が書きやすいように，記入するときのモデルを提示しましょう。

　これは，直接関わることの多い指導者が記入したものをモデルとして活用するのがおすすめです。OJT で主に関わる実地指導者やプリセプター，集合研修を行う教育担当者のものがよいでしょう（学校で言えば担任の先生のような立場だからです）。記入のモデルを読み込むことで，図らずも新人が指導者のことを知り，親近感を抱くことにつながります。

3. 本人が「欠点」だと思っているところについて，他者からリフレーム★をしてもらいます。

★ リフレーム　相手の物事のとらえ方やフレーム（枠組み）を変えること。

　シートの ⑨ で記入した「自分の欠点」を，同期や他の研修参加者やプリセプターなどから別の見方で伝えてもらい，⑪「他者からの欠点のリフレーム」に記入します。「自分の欠点はこんなふうにとらえることもできるんだ」と，他者との関わりで枠組み（フレーム）が変わることを実体験させて，積極的に他者と関わる大切さを悟らせるようにします。

　これは，自分の欠点を「そんなに気にしなくてもいいんだよ」と他者から言ってもらう機会となるため，研修後には参加者から，「気持ちが軽くなった」「自分はありのままでもいいんだなと思えた」「明日からもちょっと頑張れそう」といった感想が聞かれます。

　こんなふうに，コーチングテクニックのリフレームを研修の中に自然に盛り込むと，参加者の気分を高めることができます。

＊隣の席に座った新人同士で「自分の欠点」のリフレームをさせると，すぐに仲良くなります。

　指導者（もしくは管理職）からのリフレームを記入する ⑫「指導者よりコメント」の項目は，⑪ より数段高いレベルのリフレームになるようにしましょう。新人に「さすが指導者！」とリスペクトされるような内容が書けるよう，指導者自身の「リフレーム力」を高めておきましょう。

　なお，新人が自分の「欠点」として書いてくる内容として多いのは，表2のとおりです。これらに関してはぜひ，「一言でものの見方が変えられるようなリフレーム」の言葉を準備しておきましょう。

表2 新人があげやすい「欠点」に対するリフレーム

欠点	見方を変えると（リフレーム）
自分の意見が言えない	人の意見が聞ける
緊張しやすい（あがり症）	緊張する人の気持ちがわかる
マイペース	他者のペースに巻き込まれず取り組むことができる

▌〔発表＋録画（振り返り）〕

　特に，十分な実習を経験していない年度の新卒者については，表現力を鍛えることも重要です。「最近の新人は意見が言えない」という声もよく聞きますが，発言しない理由の多くは，準備不足のことがほとんどです。私は今も学生の教育に直に関わっていますが，話す内容をしっかりと考えさせて準備させれば，結構，発言ができるものだなと実感しています。

　シートの記入をさせれば自己紹介の準備は万全です。臨床の現場では，それをもとにグループで発表させていきましょう。こんな流れで進めます。

1. シートに沿って，グループごとに発表させ，表現力を鍛えましょう。

　新人や研修参加者に，「奥山美奈です。これからセルフコーチングシートに記入した内容を発表します」と名乗り，あいさつをし，聴衆の目を見て，しっかりと自分の考えが伝わるような自己紹介をするように，と伝えます。

　シートの記入で自分の思考の整理はできているので，ここからは4〜5人ぐらいずつのグループにして，1人ずつ発表させるようにします。

＊実地指導者とのOJTの中で行うのなら，指導者に向けて話させるようにしましょう。

2. 時間の目安は，1人5分。

　たとえば，研修参加者が40人の場合は，4人ずつの10グループにして，5分×4人＝20分，残り10分で指導者がコメントし，まとめます。

　10人なら，5人ずつの2グループにして，5分×5人＝25分，残り5分でまとめます。

　5人以下なら，全体で発表させてチームワークを醸成しましょう。

＊シート記入を事前課題とすれば，研修自体は30分で完了します。

＊OJTであれば1対1ですので，5分で済みます。指導者も同じシートを記入して自己紹介をすれば，新人と指導者の関係も深まり，一石二鳥です。

3. 発表は，録画しておきます。

　表現力を高めるためのプレゼンテーショントレーニングを兼ねているのと，振り返りに使うのだと目的を伝え，発表の様子は各参加者の携帯電話で録画をさせます。終了後に自分の発表の録画を確認する時間を作り（全部ではなく一部），自身の表現力とプレゼンテーション力を自己評

表3 プレゼンテーション力アップシート（抜粋）

話し方／スタイル		評価	コメント（自由記入欄）
アイコミュニケーション			
姿勢	立ち姿		
	上半身		
ボディランゲージ（身振り，手振り），無意識の動作			
ジェスチャー（効果をねらった意図的な動作）			
表情			
声	発声		
	バラエティ		
ノン・ワード*			
見た印象			
ユーモア			
情熱			

＊：意味を持たない言葉。「えーっと」「そのー」など。

価させます。

　表3は，私の会社の講師トレーニングで使っている「プレゼンテーション力アップシート」です。ぜひ，自己評価とグループで他者の発表の評価をするのにご活用ください。さらに，グループで発表が一番よかった人を選び，表彰などすれば，参加者のモチベーションアップにもつながります。

3 行動レベルで具体的に教えよう——新人に身につけさせたい「20の行動」

　ここでは，新人に身につけさせたい「20の行動」をご紹介します。

　COVID-19感染拡大の影響で，患者さんや同僚と関わる上で必要な力を十分に鍛える機会を持てないまま入職して来た年度の新卒者には，これらの力を身につけさせる上で工夫が必要です。一方で，十分な「ベテラン」であっても，これらが不足している人もいます。世の中がどんな状況であっても，サービスの質を落とさないため，多職種と協働するためにも，新卒者はもちろんのこと，スタッフ皆に意識づけておきたいこの「20の行動」。相手に即時フィードバックができるOJTでの新人指導の場面が「20の行動」を身につけさせる絶好のチャンスとも言えます。

　また，①でご紹介したように，「新人」と言えども，新卒者や社会人経験の豊富なベテラン新人など，さまざまなタイプがあります。中途採用者で，業務を教わる側の方が看護師としての経験値が上だとか，時には，再雇用で，自分の親のような世代の人に「指導」をしなければならない

こともあります。それぞれの特性を尊重しつつも，必要なことはしっかり教えるようにしましょう。

「20の行動」とは

　下記は，「新人が身につけるべき行動」として，私が研修で使用している一覧表です。

1. あいさつをする	11. 考える
2. 返事をする	12. ホウレンソウ（報告・連絡・相談）をする
3. 反応をする	
4. メモをとる	13. しっかりとした言葉を使う
5. 確認する	14. 感謝をする
6. 質問する	15. お礼を言う
7. 調べる	16. お詫びをする
8. 学習する	17. 体調の管理をする
9. 観察する	18. 表情の管理をする
10. 先輩の行動をまねする	19. ストレスの管理をする
	20. PDCAを回す

　この一覧表は，「社会人としてどのような行動が大切か」を示しています。どのタイプの「新人」への指導であっても，基本は同じですが，特に新卒者の指導で重要なのは，「行動レベルで教えること」です。ついこの前まで学生だった人たちに抽象的な指導をしても，なかなか職場で動けるようにはなりません。「どのような行動をとることが望ましいのか」を具体的に教え，その行動がとれたらほめ，その行動がとれない，または不足しているときにはフィードバックをし，その行動がとれるように促すのが大切です。

point 📍
望ましい行動を具体的に示す。

　また，新人にはこの一覧表をノートの裏表紙などに貼らせて，いつでも振り返ることができるようにさせると，指導する側も即時フィードバックできるのでラクです。

　では，1つずつ見ていきましょう。

＊巻末には，自分が関わる新人に「20の行動」を身につけさせるために考えたことや実行したこと，新人に出す課題，自分の指導を受けた新人の反応を記録するスペースを設けています。指導を構造化できるだけでなく，振り返りの材料や，自分自身のリソースにもすることができます。

行動1 | あいさつをする

　人と人とのやりとりは，「あいさつに始まり，あいさつに終わる」と言っても過言ではありません。特に，対人援助職にはあいさつはつきもの。私は，新人の接遇研修などで次のようにお話ししています。

　あいさつは「先手必勝」。そして，「目下の者からする」のが鉄則。先輩や上司から「おはよう」と言われたら負け。そのくらいに思ってあいさつをしましょう。

　また，あいさつは「したつもり」ではダメです。相手が「あいさつをされた」と思うことがゴール。「相手に伝わったこと＝自分が伝えたこと」がコミュニケーションの鉄則です。「したつもり」で満足しないようにしましょう。

　特に医療者は，（COVID-19のような感染症流行時期に限らず）職業上，マスクをつけていることが多いので，表情が伝わりにくいこともあります。でも，「マスクをしてたから，あいさつしたのに伝わらなかったのかも……」は言い訳になってしまいますよね。マスクをつけていてもこちらの気持ちを伝えられるだけの「目力」（メヂカラ）や「表現力」を身につけましょう。

　また，表現力のトレーニングのために，あいさつの様子を携帯電話で撮影させたりもしています。2人組になって，たとえば，「看護師の○○

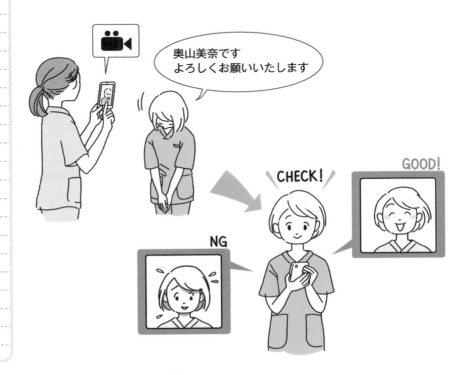

奥山美奈です
よろしくお願いいたします

CHECK!

GOOD!

NG

です。よろしくお願いいたします」と，受け持ち患者さんにあいさつを
している場面を想定して，その様子を動画撮影させ合い，今のあいさつ
の実力を確認させます。そして，「あなたが患者さんだったら，この人に
自分の体を預けますか」と問い掛け，自分の表情や語気などを他者目線
で振り返ってもらうようにすると効果的です。通常，自分のあいさつの
様子は自分では見ることができないので，「思ったより笑顔がないな」
「自信がなさそうでこっちが心配になる」など，いろいろな気づきがある
ようです。

　スーパーマーケットなどの職場外で上司や先輩と会ったとき，声を掛
けようかどうしようか迷う場面がありますね。あいさつには，「相手との
コミュニケーションバリアーを破るためのツール」という側面があり，
そのバリアーを破るのは新人である方がよいのです。「あの新人はしっ
かりあいさつができる。なかなかたいしたものだ」と株を上げることに
つながるからです。上記のような場面で自分から声を掛けられる人にな
れるよう，新人の「あいさつ力」を育てましょう。

行動 2 　返事をする

行動 3 　反応をする

　これら2つの行動は関連が深いので，併せて解説します。

　毎年のことですが，春先に病院・施設にうかがうと，実地指導者や教育担当者から，「新人の反応がなくて，『わかっているのか，いないのか』がわからない」「新人が返事をしない。全然，話さなくて困る」という相談を受けます。

　10数年前から増え始めた「反応しない」「返事をしない」「話さない」問題（?!）ですが，近年のそれは，10数年前のものとは質と程度がかなり異なると私は感じています。皆さんはいかがでしょうか。

　10数年前には，内向的でなかなか自己主張ができないという人たちが多いように感じましたが（行動11で後述しますが，この場合は，発信する機会を増やすことで行動変容します），最近では，「悪意を含んだ静けさ」（ともすれば無視）を放つ新人もいて，関わることでこちらが切なくなってしまうこともあります。

〔自己主張が苦手で「反応できない」のか，あえて「反応しない」のか，どちらなのかを見抜く〕

　研修で発言を促すと黙っているのに，研修の振り返り用紙には組織の批判などを延々と書いてくるような人のことを私は，「悪意を含んだ静けさ」を放つ人と呼んでいます。こうした新人の「反応しない」「返事をしない」理由は，「あのとき，『わかった』って言ってたよね？」と言われたくないから，というものだったりします。こうした理由による「反応しない」は，10数年前にはあまりなかったように思います。

　デジタルネイティブの「Z世代」と呼ばれる人たちは，生まれたころからスマートフォンやSNS，2ちゃんねる（5ちゃんねる）のような電子掲示板などに囲まれてきました。たとえば，不祥事を起こした芸能人のSNSやネットニュースのコメント投稿欄に，さまざまな人が誹謗中傷を書き込んだり，また，それを拡散したりという中を生きてきた人たち。面と向かってのコミュニケーションは不得意で，それこそ「反応はしなく」ても，こうしたSNSなどの影響からか，批判力はやたらと高いという人たちが，近年の新人の中には存在しています。中には，モラルハラスメントの域に達している新人もいます（若いからと言って，あなどれないですよ）。そしてそのわずか数人の言動が，指導者側のやる気を思い

のほか奪ってしまいます。

　こうした，昔とは質が変わった，あえて「反応しない」「返事をしない」タイプの人が出てきたと，現場にいて肌で感じます。

［タイプに合わせて具体的に教える］

　指導者側は，内向的だから「反応できない」のか，あえて「反応しない」のかを見抜き，それぞれのタイプに合った指導をしましょう。

　まずは，どちらのタイプであっても，「どう反応したらいいのか」を教えます。

　「何か言われたら『はい』と声に出して返事をすること」（不思議と声すら出さない人もいるので）

　「わかったのならうなずき，『わかりました』と声に出すこと」

　「わからないのなら『すみません，もう一度よろしいですか』とたずねること」

といった具合にです。新人研修で，「自分は反応ができないタイプ」と思っている新人たちに，「なぜ反応できないのか」をたずねると，「なんて言ったらいいのか，最初の言葉が浮かばないから」と，実に多くの人が回答するので驚きです。

　「語彙が少ないから」「敬語の使い方に自信がないから」が理由の場合には，「こういう言葉を使うんだよ」と「最初の一声」を教えることでスピード解決することがよくあります。

　また，1日のタイムスケジュールを思い浮かべて，「この場面では，こういう言葉を使いますよ」ということを書き出して教えるのも効果抜群です。

・先輩が会議などに出掛けるとき：
　「行ってらっしゃいませ」
　「よろしくお願いいたします」
・先輩が会議などから帰って来たとき：
　「お帰りなさいませ」
・先輩より先に食事休憩に入るとき：
　「お先に休憩入らせていただきます」
・休憩から帰って来たとき：
　「お先に休憩をいただきました」
・業者の人などへの挨拶：
　「いつもお世話になっております」

というように，新人がどんな場面でも「お疲れ様でした／です」1本で

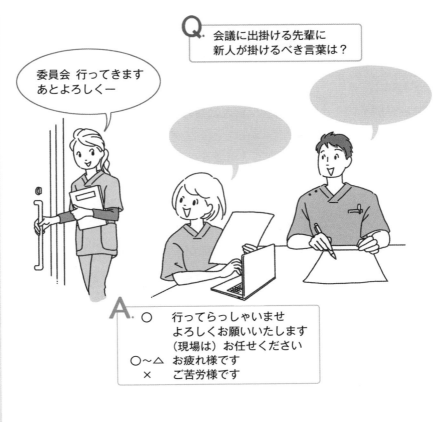

Q. 会議に出掛ける先輩に
新人が掛けるべき言葉は？

委員会 行ってきます
あとよろしくー

A. ○　行ってらっしゃいませ
　　よろしくお願いいたします
　　（現場は）お任せください
○〜△　お疲れ様です
×　ご苦労様です

済ませてしまう場合，こんなふうに場面に合った言葉を教えると，一気に自分から先輩や他者に声を掛けることができるようになることがあります。私も研修で実施している方法ですが，指導的立場の方からも，「新人の反応が多くなった」「声を出すようになった」「話し掛けてくるようになった」と，すぐに変化がわかると好評なので，ぜひトライしてみてください。なお，言葉遣いに関しては，行動13でも詳しく説明します。

行動4 メモをとる

　「メモをとらない新人」も，毎年のように各地の病院・施設で話題になります。

　OJTで新人に初めて関わるときはまず，①「今から大事なことを言うので，メモをとりながら聞きます」と言って，新人がメモ帳を取り出すまで間をとります。ここで，「あ，すみません。（書くものを）持っていません」と言う人が出てきますので，明日までにメモ帳を準備するように話し，翌日持って来たことを報告するように言っておきます。

　「指導を受ける → メモをとる」と，最初の関わりで行動化させるようにすると，その後がスムーズにいきます。

　また，②「メモをとらなくてもいいときには，『ここはメモしなくてもいいですよ』と声を掛けますからね」と予告しておけば，メモをとることの主導権がこちら側になります。さらに，「『指導がどう伝わったか』『正確に聞き取れているか』をこちらが確認するためにも，メモが必要なんですよ」と，メモをとる目的に関しても伝えておくようにします。

　メモをとらずに指導を受けているときは，すかさず，「指導を受けるときは，メモをとるんだったよね」と促し，メモをし始めるまで待ちます。

　「うちの新人，メモとらないんですよ〜」と嘆く人は，早い段階で「メモをとる」という行動の主導権を新人に渡してしまっているだけです。

　そして，③「『正確に聞き取って確認し，安全な医療を提供すること』が私たちの仕事なので，話を聞くとき，指導を受けるときはメモをとりながら聞くのが基本だ」と行動が習慣化するまで繰り返す。実にシンプルですが，これに尽きます。

行動5 確認する

指導者「○○の薬をもらって来て」

新人「はい，わかりました」

　　～数分後～

新人「持って来ました」

指導者「えっ?!　これじゃないよ！」

　こんなやりとりを防ぐには，どうすればよいのでしょうか。

指導者「○○の薬をもらって来て」

新人「はい，わかりました。○○ですね」（メモを見せながら伝え返す＝
　確認する）

　　～数分後～

新人「持って来ました」

指導者「そう，これこれ！　ありがとう！　助かった～」

　この，「○○ですね」と，メモを見せながら伝え返すというひと手間を
掛けることで，ミスコミュニケーションをかなりの確率で防ぐことがで
きます。

　プリセプター研修で新人のインシデントに関して振り返りを行うと，
「なんであのとき，一度，新人に確認してあげなかったんだろう」という
後悔の言葉をよく聞きます。

　それは，忙しかったからですよね。

　看護師さんは基本的に優しいので「確認してあげなかった」と自分を
責めることが多いですが，新人よりも明らかに仕事を抱えている指導者
がすべて新人の仕事を確認するのは難しいことです。なので，この「伝え
返す」（確認する）を新人の側からさせる，ということが重要なのです。

　私はコーチングを専門にしていますが，すべてのクライアントさんの
行動計画をこちら側から確認するのは，とっても大変です。そこで，行
動計画の最後に「○日○時に奥山に報告する」と入れて約束しておき，
相手側から報告が上がってくるようにしています。これなら，クライア
ントを何百人と抱えても大丈夫になります。

　自分を責めるのではなく，早い段階で「自分から確認する」という行
動を，新人に身につけさせるようにしましょう。

▌〔指示を出すときに「依頼系」の言葉は禁忌〕

　レポートの提出期限が守れない新人も，毎年のように各地の病院・施
設で話題になります。この問題も，指示する言葉の語尾をちょっと意識

するとうまくいくことが多いです。

　たとえば，レポートの提出が遅れがちな新人に対して，こんな言葉を掛けたとしましょう。

指導者「次のレポートは月曜日までに<u>出してくれるかな？</u>」

新人「実は，この土日に親戚の法事があって実家に帰るので，無理かもしれません」

指導者「……」

　この，「月曜日までに<u>出してくれるかな？</u>」という言葉は「依頼系」の言葉と言います。患者さんやご家族，目上の人に依頼系の言葉を使うのは，ていねいで優しい表現となるので素敵です。

　実際，皆さんも，次のような場面で依頼系の言葉を使っていると思います。

看護師「<u>少し右を向いてもらえますか？</u>」

患者「あ，右肩が痛くて，ちょっと無理です」

看護師「わかりました。私がそちらに回りますね」

　「○○してもらえますか？」という依頼系の言葉は，相手が主体的に「はい」か「いいえ」を選べるので，相手を尊重していることを伝えられていいのですが，反面，相手に「選択権」を渡す言葉でもあります。なので，部下に指示を出すときには，あいまいな表現として相手に届きます。

　つまり，「月曜日までに<u>出してくれるかな？</u>」という表現は，「レポートは出してもいいし，出さなくてもいいですよ。あなたが選んでいいんですよ」という意味になってしまうのです。

　似た表現で，「月曜日までレポートを<u>出してください</u>」というのもありますが，やはり相手に選択権を渡してしまうので，適しません。

　こうした表現は使わずに，「レポートの提出期限は月曜日です。期限が過ぎたら受け取れません」と明確に指示する方が，部下や後輩は行動をとりやすくなるのです。

▎〔相手がどう行動したらいいのかを先取りする言い回し〕

　「今から大事なことを言うので，メモをとりながら聞きます」

　「『正確に聞き取って確認し，安全な医療を提供すること』が私たちの仕事なので，話を聞くとき，指導を受けるときはメモをとりながら聞きます」

　行動4「メモをとる」で紹介したセリフですが，これらの語尾は，相手がどう行動をとったらいいのかを表していますね。

小学生のころを思い出してみると，先生が「おわりの会」でこんなふうに連絡をしていたのではないでしょうか。

「金曜日はお弁当を<u>持って来ます</u>」

「今日は絵の具を<u>持ち帰ります</u>」

「朝は元気よく<u>あいさつします</u>」

「日直は黒板を<u>消します</u>」

「2時間目は体育館に<u>集まります</u>」

　これらの表現は，命令口調でなく，それでいて相手に行動を促すことができる，とても便利で素敵な表現の方法です。

　小さいころに聞いた先生の言葉が，皆さんの記憶にもたくさん残っているのではないでしょうか。指導の場面で無意識にこんなふうに表現していたという方もいらっしゃることでしょう。「○○します」という語尾のスタイルでの指示を，今度は意識的に指導場面で活用して，新人の行動定着に活かしてみましょう。

行動6 質問する

〔仕事は「量」と「質」で測る〕

「あの人は仕事ができる」といった評価をしたり，されたりすることがありますね。では，「仕事ができる人」とは，具体的にはどんな人のことを指すのでしょうか。一般的には，与えられた仕事の「量」を適切にこなし，同時に「質」も担保できる人を「仕事のできる人」と言います。仕事は，「量」と「質」で測ります。

皆さんのところの人事評価制度を今一度，じっくり見てみましょう。「自分の組織にはしっかりとした人事評価制度がない」というときは，下記を参考にしてください（表4）。

部下や後輩に仕事を依頼するとき，上司の立場にある側は，仕事の「量」と「質」を意識して明確な指示を出すようにします。また，指示を受ける側も，「いつまでに，どのくらい，どこまで」行うのか，上司の指示で不明確なところに関しては質問をするようにします。上司が部下や後輩に指示した仕事の出来栄えが悪いときは，たいていの場合，「指示を出したとき」，この部分があいまいだったということが多いものです。指示する側は，できるだけ明確に出すようにするのはもちろんですが，ほとんどの場合，上司は部下よりも仕事を抱えて忙しくしていることが多いので，指示を受ける側もしっかりと「いつ（when），どこで（where），誰が（who），何を（what），なぜ（why），どのように（how），どのくらい／いくらで（how many/much）」と，5W2Hで質問をして明確にしていくことが大切です。新人研修でも，仕事の指示の受け方を教えておきます。

「なぜそうするんだろう？」と問題意識を持って仕事をしていると，お

表4 人事評価表の例

（考課対象期間： 自　　　年　　月　　日～ 至　　　年　　月　　日）

所属	氏名	役職

Ⅰ．成績考課：各等級に求められている業務の遂行度合い，および業務目標の達成度の評価

成績考課要素			定義・1次考課者特記事項	1次考課	2次考課
業務遂行度	業務の質	定義	業務の結果の出来栄え，仕事の内容の充実度，正確性，信頼性	S A B C D	S A B C D
	業務の量		業務を遂行した度合い，期限の遵守，業務処理の量	S A B C D	S A B C D

S：期待をはるかに上回る成果を上げた，A：期待を上回る成果を上げた，B：期待する成果を上げた，C：期待する成果をやや下回った，D：期待する成果を下回り，業務に支障をきたした。

のずと新人からの質問が多くなります。上司がなぜこの指示をしたのかを，組織の置かれた状況に照らし合わせて考えてみると，だんだんと上司の指示の意味がわかるようになり，「仕事の質」が上がってきます。

　たとえば，部署で使っている棚が壊れたとしますね。総務課に相談したら，「適当なものを検索してリストアップし，予算内なら購入してよい」と言われたので，あなたはこの仕事を部下や後輩に依頼したとします。そのときに，指示を出す方も受ける方も意識しておくとよいことが「量」と「質」です。

［仕事の「量」の評価］

　まずは仕事の「量」ですが，その定義は，業務を遂行した度合い，期限の遵守，業務処理をどれだけしたか，ということです。この例では，「壊れた棚の代わりの棚が届く」ことが業務のゴールになります。

　今にも棚が崩れて誰かが怪我をしそう，なんてときには，「明日届く」ということが重要になります。これが期限です。

　上司のあなたが「棚の注文」には30分かかるだろう，届くのには2〜3日かかるかな，と考えていたのに，このリサーチを15分で終えて注文もし，明日に納品ということを確認して領収書をプリントアウトして，部下が「終わりました」と報告に来たとしたら，この部下の「仕事の量」の評価は "S"（期待をはるかに上回る成果を上げた状態）です。

　一方で，これが，勤務終了時になって「実は Wi-Fi の調子が悪くて調べられませんでした」となれば，この仕事の評価は "D"（期待する成果を下回り，業務に支障をきたした状態）です。

　行動20「PDCA を回す」で詳しく触れますが，「Wi-Fi の調子が悪い」時点で「相談」に来たり，総務課に依頼して代わりに注文してもらったりなどして，「なんとか業務をやり遂げる」ということが，仕事の遂行においては重要なのです。

　私の会社に就職してきた看護師さんの中には，この「仕事を完成する」ことができない人が多くいました。「ネットの調子が悪くてできませんでした」「担当者に電話したんですが，お休みでした」「後で連絡をくれると言ってたんですけど，来てないんですか」などなど，これらはすべて「他責」（自分以外のことが原因でできなかったと責任転嫁してしまうこと）ですし，業務が遂行できていないので，「頑張ったのに」などと言っても評価はあくまでも "D" です。

　また，15分でも調べることができるような内容を，「いろいろ見てたら迷ってしまって2時間，調べてました」と言う人ももちろん，評価は

"D"です。早い人なら15分で終えられる業務に2時間かかるというのは，その人の能力不足で，仕事の量をこなせていないからです。

　そしてその後，報告を受けた上司が急いで検索して15分かけて注文したとなれば，仕事の量をこなしていないばかりか，上司の時間まで奪っているので，協調性においても"D"評価になります。仕事上の協調性とは，「チームの一員として他者の仕事の守備範囲をカバーすること」を指します。「カバーされてばかり」では，職業人としていけないのです。

■〔仕事の「質」の評価〕

　仕事の「質」とは，業務の結果の出来栄え，内容の充実度，正確性，信頼性のことを指します。「質」の高い業務とはどのようなものか，先ほどの「棚の購入」の例で考えてみましょう。

　どんな棚がいいか，使いやすく，価格も手ごろで評判もいいものをいくつか調べ（リサーチし），できれば相見積もり（比較検討のために，複数の業者に見積もりを依頼すること）を取り，一番よさそうなものを選んで上司に報告して，許可を取って正確な個数を注文し，領収書を印刷し，納期を報告。届いた棚を確認し，不良品でないかを調べて，それも上司に報告した。

　このような仕事ぶりは，「質の高い仕事」，"S"または"A"と評価できます。上司の指示を受けるときにしっかりと5W2Hを聞き取り，実行していると，おのずと「質の高い仕事」ができるようになります。

行動7	調べる

行動8	学習する

　これら2つの行動は関連が深いので，併せて解説します。

　「最近の新人は何でもすぐ聞いてくる」，そして「考えない」とも言われます。私も研修などで新人に関わっていますが，確かにその傾向は強いと思います。一方で新人は，「わからないことは何でも質問してねと先輩に言われたから聞いただけなのに……」と言います。……ごもっとも (笑)。

〔まずは自分で調べさせる〕

　こんなすれ違いをなくすには，「まずは自分で調べる」ことが大切だということを，新人に最初に教え込みましょう。

　患者さんに関することで「すぐに聞いて動く必要があるとき」にはすぐに「質問の答え」を教え，まずは対応させる。

　でも，勤務時間の終了間際で少し時間があるというようなときは，「今日，何か聞きたいことある？」と新人の質問を引き出し，「じゃあ，それは明日までに調べてレポートしてきて。明日，答えを聞くからね」と，いったん「調べ学習課題」にして返すようにします。「知識は自分の体を使って調べる方が記憶に残るから」と，自分で「調べ学習」をするメリットを教え，学習を習慣化させましょう。

　さらにこのとき，新人に調べ方のコツを教え，「調べることは楽しいこと」「知識が広がることは嬉しいこと」という成功体験を積ませると，「自分で調べて学習する」という行動が早く身につきます。何でもすぐに聞いてしまうという人は，検索すること自体に時間を費やしたり，読めない字や知らない表現に関して調べたりすることに時間と労力を使っていません。すぐに人に聞いてしまうから，つまり，調べる苦労を全然していないので，ありがたみがなく，教えてもらってもすぐに忘れてしまうのです。

　「ホウレンソウ」（報告・連絡・相談；行動12で解説します）と称して「わからないことを自分で調べずにすぐ聞いてくる」のは，「学習する喜び」を知らない人，とも言えます。

　また，デジタルネイティブと呼ばれる人たちは特に，ネットで検索すればすぐに「答えらしきもの」に辿り着いてきた世代なので，「答えがもらえない」「答えがわからない」ことに対し，フラストレーションを感じ

がちです（ネット検索でも，出典のわかるしっかりした情報を得る必要があることを教えましょう）。このフラストレーションをうまく利用し，学習意欲を育てることができる人は，「情報化社会に適した指導者」と言えるでしょう。

▎〔指導者側のモチベーションもアップさせるために〕

一方，「あの，これって……」といくら新人が遠慮がちに質問に来たとしても，何度も同じことを聞かれたら，指導者側も，「あ，これでもう3回目。前に教えたとき，どっかにメモしてたくせに！」とモチベーションが下がります。よく新人側の「やる気」を引き出すことが大事だと言われますが，実は新人の態度や「あり方」しだいで，教える側のモチベーションはかなり左右されます。指導者だって人間ですから当たり前ですよね。プリセプターになる前に「諦めます」と言う人も多いので，この問題にはしっかりと組織で向き合う必要があります。

私は年間200回ほど講義をしていますが，ノリノリで話すときもあれば，そうでないときもあります。参加者がやる気満々で目がキラキラと輝いている人ばかりなら，「次のセミナーで話す内容にもチラッと触れちゃおうかな」なんて気持ちにもなり，サービスします。参加者のやる気が講師のやる気をも引き出すのです。

こんなふうに人間のコミュニケーションは双方向なので，新人側にも，「もっともっと教えてもらった方が得だよね」くらいの姿勢が必要なのです。コミュニケーション力に優れ，仕事の質が高い人が評価されていきます。「悪平等」が通用するのは，学生まで。

行動9 観察する

行動10 先輩の行動をまねする

　これら2つの行動は関連が深いので，併せて解説します。

　新人を教育するとき，まずは自分の行動の意図を新人に伝えて「ちょっと見ててね」というところから始める人が多いのではないでしょうか。

　新人はまずは先輩の行動を「観察」して，示された意図とつないで，「ああ，なるほど」と考えを深め，次に先輩の「行動をまねする」という段階に入ります。

　「学ぶ」とは「まねぶ」が転じたものと言われます。「模倣学習」という言葉もありますが，「見てまねぶ」ことは，いつの世も学習効果が高いものです。

　ちなみに私は，3人姉妹の末っ子として生まれましたが，トイレの自立が上の2人に比べて異常に早かったと母に言われたことがあります。トイレにまで姉2人について行く（一緒にいる）「金魚のフ○」（?!）の生活から，自然に「まねぶ」ができたのでしょう。

　また，高校でテニス部の顧問をしていたころ，インターハイ上位になる学校は，上位になれない学校と何が違うのかを考え続けたことがありました。そして，「よい戦績を残す学校の生徒たちは，ボールを打つフォームがそっくりだ」ということに気づきました。球拾いをしながら，インターハイ上位の先輩の姿を目に焼きつけて練習するうちに，いつしか先輩のフォームそっくりになっていき，後輩もまた，インターハイで勝つようになっていく。まさに「まねぶ」です。

　特に，COVID-19の影響で，学習も実習もオンラインで過ごしてきた年度の新人にとって，「目の前の先輩のOJT」は何にもまして「まねぶ」機会となり，学習効果がグンと高くなります。

「社会人基礎力」の 3 つの能力の一つとして取り上げられている「考え抜く力」（第 2 章の 2 を参照）。「基礎力」とは言われてはいるものの，社会人歴が数十年のベテランさんでもこれができていないことはよくあります。ではこの「考える」とは一体何なのか，また，「考える力」は仕事をしていく中でどうやって身につけていけばいいのか，一緒に「考えて」みることにしましょう。

病院・施設で研修を担当されている方々から，「今時の若い看護師は全然『考えない』し，振り返りができない。どうしたらいいんでしょうか」という相談を受けることがよくあります。そんなとき私は，「考えさせる時間を 1 日に何分，とっていますか」と質問します。そうするとほとんどの方がびっくりした表情で「えっ？」と言ったまま沈黙してしまいます。

「考える」ができるようにならないのは，結局のところ，「考える時間」や「考える機会」を作っていないからではないのか。そんなふうに私は思っています。研修担当の方々の絶句は，「考えさせる時間を何分，とっていますか」とたずねられたことで，そのことに気づいたから生まれたものでしょう。

［かつての「見て覚えろ！」式教育は，「考える」を促進していた？］

数十年前になりますが，私にもかつて，「新人看護師」と呼ばれる時期がありました（今は潜在看護師です）。当時は今のように新人研修なども充実しておらず，看護師教育はそれこそ「見て覚えろ！」の世界でした。

就職した日の午前中に「入職式」と称して理事長か誰かの講話をちょっと聞き，その後で，元キャビンアテンダントによる接遇研修（「患者さんにはこんな対応が望ましい」とか）があって，午後からはもう部署に配属され，オリエンテーション後，すぐに業務。そんな時代でした。

プリセプター制度などもしっかりできていなくて，OJT 担当の先輩の後をただ黙ってついて行く。トイレにまでついて行ってしまい，「あなた，どこまでついて来るの？」と怒鳴られた，なんていうこともたくさんありました。今なら考えられませんよね。

その後，看護師として 5 年ほど勤務し，高校の看護科教諭を経て，会社を立ち上げ，現場の教育支援をするようになった今の私が思うのは，もしかすると，当時の「見て覚えろ！」の時代の新人は，「考える」という習慣が自然と身についていたのではないか，という逆説です。人とい

うのは，誰かの仕事ぶりを見るときは，「昨日ついた先輩はこっちの業務からやっていたのに，今日の先輩は違う順番でやってる。なんでかな？」というふうに考えてしまうものでもあるからです。

「そんなことない！　私が担当している新人は，単なる『映像』くらいにしか先輩たちの手技を見ていない」という方は，「先輩たちのやり方の違いを説明できるように見なさい」と視点を定めてあげるようにしましょう。

でもそんな「見て覚えろ！」の時代ではない今の新人に，考えながら見る習慣を獲得させるには，どうすればよいのでしょうか。先輩につかせる前に，「今日1日が終わったときに，最低3つは，先輩に質問をするように」と声を掛けたり，質問用紙を配ったりすればよいでしょう。「問い」があるときは，人間は能動的に現象を見るようになるものです。また，アウトプットが前提にあるとき，人の学習定着率は格段に上がります。

先輩の後ろにくっついていた新人が，わずか数日のうちに即戦力にされていた時代は，教育としては批判されることが多いですが，もしかすると，「考える」が自然にできていたのかもしれない。そんなふうに思う今日このごろです。

▎〔効果的な「問い」で「考え」を引き出す〕

2020年以降はCOVID-19感染拡大の影響で，私も研修をオンラインで実施せざるをえない状況になりました（もともと私は，オンラインとかは苦手でした）。参加者との目の前でのやりとりができないことに悩み，これまでにもご紹介してきたように，苦肉の策としてZoomとGoogleフォームのアンケートを組み合わせて行う方法を取り入れたのですが，結果的にはこれが参加者の「考える」を促すのにとてもよい機会になりました。

たとえば，接遇研修で「クレーム場面」の動画を流し，「どんな対応が望ましかったのか」「自分自身がクレームを頂戴した場面を振り返って，『何があったらクレームを予防できたと思うか』を考えてもらい，Googleフォームに入力してもらうようにします。回答画面をスクリーンに投影しておくと，続々と参加者の回答がアップされていきます。他者の回答を見て考えることで，どんどん回答が書き加わり，5分もすると，さらにブラッシュアップされた質の高い「考え」や「意見」がたくさん出てきます。

SNSなどではタイムリーに不特定多数の人々の意見（？）やコメント

がアップされます。それを参考に研修で応用してみたというわけですが，予想以上に効果的で驚きました。

　新人が公の場で自分の意見を発表するということはまれですが，だからと言って，「何も考えていない」わけでもありません。方法を工夫すれば意外と簡単に「考える」を促進することができるのだと，私自身も学びました。きっと，今の時代にマッチしたやり方となったのだと思います。

　実際に私が研修で提示している「問い」と，それに対する受講者の回答の一部をご紹介します。これらの「問い」は，かなり「考える」を促すものではないかと思っています。実際，研修受講者の病院からも，接遇が向上した，患者満足度が上がったなどの声をもらっています。

【問い】
これまでにあなたや病院が受けたクレーム対応の場面を1つあげ，適切な対応だったのかどうかを振り返ってみましょう。
適切な対応だったと思ったのなら，どんなところがよかったのか，適切な対応ではなかった（逆に相手を怒らせてしまった，など）と思ったのなら，どのような対応をすればよかったのかを，できるだけ具体的に考えてみましょう。

【回答例】
一般病棟から透析室に来室した患者さんが，病棟スタッフの対応に腹を立てており，私たち透析室スタッフにも怒りをぶつけてきた。具体的な状況や対応がわからなかったので，同じ病院の者として謝罪はしつつも話を聞くだけにとどめた。ほかに患者さんが少なかったこともあり，透析の間，4時間にわたって話を聞くうちに，患者さんの怒りは収まり，「言いたい放題で申し訳なかったが，聞いてもらえたおかげですっきりした」と言われた。時間をかけて思いを受け止めたのがよかったのではないか。

【問い】
仕事で失敗した出来事を1つあげ，どのように前向きにとらえ直すこと（リフレーム）ができるかを考えてください。〈失敗した出来事 ⇒ とらえ直しの表現〉のように書き出してみましょう。

【回答例】
・患者さんが言葉で伝えたかったことを汲み取ってあげることができなかった。
⇒ 言葉以外の方法で汲み取ることもできると気づくことができた。
・時間と心に余裕がなく，付加水を流すときにギャッジアップをするのを忘れた。

⇒ ギャッジアップをする根拠が再確認できた。患者さんの安全を第一に考え，落ち着いて行動できるようになりたいと，決意を新たにすることができた。

・処置に回っているときに，その先生のやり方を把握していなくて注意された。

⇒ 先輩・上司と一緒に，その先生の介助時の使用物品や処置の流れを再確認し，次回からはスムーズにできるよう，イメージトレーニングをしないと！　と考えさせられた。

　仕事で失敗をしたときなどには，同じ間違いを繰り返さないために，インシデントレポートを書くなどの振り返りをすることは大事です。でも，失敗から学び，再び一歩を踏み出すためには，前向きに現象をとらえ直すことも重要です。

　失敗をしてしまったときなどは，自分を責める気持ちが強かったりして，ほかの人から励ましてもらったりしてもなかなか前を向けないこともあります。やはり自分自身で前向きに「考える」のがいいのですが，1人で失敗と向き合っているとなかなかうまくいきません。そんなときは，この2番目の「問い」と回答例のように失敗をとらえ直す，つまり，「前向きに考える」機会を作るとうまくいきます。

　新しくアンケートなどを作成しなくても，指導者の立場にある方が，普段のOJTの場面で，口頭試問（指導の場面で質問すること）でさまざまな「考える」を引き出す問い掛けをすることで十分だと思います。

　「ねえ○○さん，『自分の存在が役に立ったのかも！』っていうエピソード，教えて」

　「患者さんからお礼を言われたときのこと，教えて」

　「先輩からほめられたことを教えて」

……なんていう前向きな答えが出てくる「問い」をどんどん新人に投げ掛けてあげましょう。

　本書を読んでいる方が「私は新人です」という場合は，これらの質問に自分ならどう答えるかを考えてみましょう。気分が上がりますよ。

行動12　ホウレンソウ（報告・連絡・相談）をする

　「反応しない，返事もしない」（行動2および3を参照）がかろうじて通用するのは新人時代だけですが，そんな傾向がある人も，時が過ぎれば先輩になっていきます。

　私が研修などでうかがっている病院で，インシデントが多いのはこの「新人時代に反応が薄かった人々」です。新人のうちはプリセプターや誰かがその仕事を見守っていることが多いので，あまりインシデントになりませんが，2年目，3年目にもなってくると，いつまでも誰かが見ているわけにもいきません。なので，今度はミスが目立ってくることになります。

　インシデントを分析していくと，「1回，こっちに確認してくれたらよかったのに」ということがほとんどで，改めてコミュニケーションが大切なのだと思い知らされます。インシデントを起こした人に，「なんで先輩にちょっと確認しなかったの？」と聞くと，「なんだか先輩がすごく忙しそうで声を掛けにくかったので……」と言う人が大半なのですが，これは自分自身で乗り越えなければならない問題です。

　忙しい先輩に声を掛けて嫌な顔をされるのが怖いというのは，その先にある患者さんのことではなく「自分のこと」を最優先に考えているということです。こうした傾向のある人は，患者さんを守るためにもっともっと強くなる必要があります。相手が忙しそうであったとしても，自分の仕事の進捗状況を報告したり，必要なことを連絡したり，相談したりすること，つまり「ホウレンソウ」をすることは，チームで仕事をしていく中で必要不可欠なことです。

　相手が忙しそうで声を掛けられない状態なのであれば，紙に書いて見えるところに置いていくとか，なんとか知らせようと思えば方法はあります。

〔「ホウレンソウ」の場面では，「考える」「選ぶ」ことに責任を負う覚悟が現れる〕

　相手にどう思われるかということばかりに集中すると，「ホウレンソウ」の精度は上がりません。「ホウレンソウ」の場面では，今一度，新人と指導側とで，「仕事を一緒にする上で，どんなことを共有しておく必要があるのか」を明文化しておきましょう。

　時には，「それで，何が言いたいの？」とか，「なんで先に相談しなかったの？」などと，新人が指導者に突っ込まれることもあるでしょう。ま

た，「相談」と称して，何でもかんでも聞いてくる人もいます。慎重さからそうなっている場合もありますが，自分で「考える」「選ぶ」ということから逃げて，「相手が聞けと言ったから」と責任転嫁をしたいという本音がそこに隠れていることもあります。

「考える」「選ぶ」ということには責任が伴います。その責任を背負う覚悟が，「ホウレンソウ」の場面を通して現れるだけなのです。

仕事ができるようになる人は，この部分が違います。人間ですから時に判断を誤ることもありますが，「ああ，失敗した。あの時点で報告しておけばよかったのか」とすぐに現実を受け止め，振り返りができるので，すぐに改善ができます。その結果として，仕事ができるようになるのです。

「自分で調べず，考えず，何でもすぐに聞いていると，相手の時間も奪うし，判断をほかの人にしてもらっていることになるから伸びないよ」と，いくらフィードバックしても，なかなか改善できない人もいます。

それらの人に共通しているのは，「自分で考えない，調べない，判断しない」，そして，「できていない自分の現状を認められない」ということです（時にはここに，「謝罪ができない」というのも加わります）。

こうした人は，人事評価表の「規律性」の部分で，「怠惰」「さぼり」の傾向があると評価され，総合的によい評価がつかなくなります。

消極的で静かだと，「反抗的ではない」ので，「自己主張ができない」とか「前に出られない」だけ，とそれほど悪いようにはとらえられないこともありますが，「『ホウレンソウ』の精度が上がらない，いつまでもすぐに聞いてきて，自分で判断しない」という人も，立派な怠惰にあたりますから，改善する必要があるのです。

たとえ新人であっても，仕事の量をこなして，その質を上げていく。それが「お給料をもらって働く」ということです。

行動13　しっかりとした言葉を使う

［「話さない」のはなぜか］

「新人が話さなくて困っています。どうしたらいいでしょうか。」

教育支援や研修で関わっている病院・施設の指導者の方々から，新人について受けるお悩み相談のダントツ第1位がこれです。

私も各地で新人研修を実施する中，この「新人が話さない」（しっかりとした言葉を使って話せない）問題を肌で感じています。特に，COVID-19感染拡大によって，顕著になったように思います。数年前までは，研修中に受講者に何か質問をすると，しばらくは黙っているものの，7秒間くらい経ったところで（私の世代の感覚だと，この「7秒間，黙っていられる」こと自体が信じられないのですが……）ボソボソと答える人たちが多かったのですが，最近ではとうとう何も答えないという人も出てきてしまいました。苦肉の策で，これまでにご紹介してきたようにGoogleフォームなどを使って双方向になるようにしていますが，対面のコミュニケーションをうまくとることのできない新人がグンと増えたと感じます。

そして，「話さない」問題に続き，指導者からの相談で多いのは，「電話が取れない（取らない）」「業者などにあいさつしない」「こちらから話し掛けても，『はい』『いいえ』くらいしか返してこないので，話が続かない」「休憩中もスマートフォンばかり見ていて，こちらと目が合わない」「自分から話し掛けてこない」「基本，沈黙。無表情」というものです。皆さんのところの新人はいかがでしょうか。

こうした指導者の悩みを研修などで新人に伝えて，理由を聞いてみると，最も多い答えは，「なんて言ったらいいのかわからないから」というものです。さらに詳しく聞くと，「第一声で，なんていう言葉を言ったらいいかわからない」と言うのです。特に，外線電話がかかってきたときなどは，もう「なんて言って出たらいいかわからない」→「だから出ない」（そっと逃げる）というふうになるのだそうです。こんなことにまで指導が必要なのか，とびっくりしますが，必要になってきたのですね。

ちなみに，ある病院の指導者は，「看護学生のころに居酒屋でアルバイトをしていたという新人が電話を取ったとき，『いつもありがとうございます！』と言ってしまっていて驚いたけど，電話を取るだけでいい，そのくらい積極的な方が，コミュニケーション力があっていいとさえ思える」と笑っておられました。

〔場面を設定して，どう言えばよいのかを教える〕

　表5は，私が新人を対象とした接遇研修で使っている資料です。現場で使う敬語（丁寧語，尊敬語，謙譲語）は，ここに示したくらいのものなのですが，最近では，使う場面を設定して説明をしなければならなくなり，表6の資料を追加しました。

　先輩や上司に声を掛けるとき，「ご苦労様です」ですべてを済ませる（そもそも，目上の人に「ご苦労様」がNGだということも知らない）。こんな新人も多いので，場面を設定して，そのときにふさわしいセリフを示し，語彙を増やすように教えると，その後，自分から言葉を発することが多くなるようでした。コロナ時代の新人とは，実習指導で学生を

表5 現場でよく使われる言葉の敬語

基本形	丁寧語	尊敬語	謙譲語
言う	言います	おっしゃる	申す 申し上げる
聞く	聞きます	お聞きになる おたずねになる	うかがう 拝聴する
見る	見ます	ご覧になる	拝見する
食べる	食べます	召し上がる	いただく
行く	行きます	いらっしゃる	参る うかがう
来る	来ます	いらっしゃる お越しになる	参る うかがう
わかった	わかりました	おわかりになった	承知しました かしこまりました 承りました
いる	います	いらっしゃる	おる （おります）
する	します	なさる	いたす
知る	知っています	ご存知でいらっしゃる	存じる 存じ上げる
借りる	借ります	お借りになる	拝借する
たずねる	たずねます 聞きます	おたずねになる	うかがう おたずねする
受け取る	受け取ります	お受け取りになる	拝受する
会う	会います	お会いになる	お目にかかる
伝える	伝えます	お伝えになる	申し伝える
もらう	もらいます	お受け取りになる	いただく 頂戴する
与える	与えます あげます やります	賜る	差し上げる

表6 後輩・部下からの声掛け例

状況	言葉遣い
目上の人へのねぎらい	お疲れ様です （お疲れ様でございます）
目上の人に何かをしてもらってお礼を言うとき	○○していただいて，ありがとうございました
目上の人がいる部屋などに入るとき	失礼いたします
目上の人が帰って来たとき	お帰りなさいませ
目上の人が帰宅する・出掛けるとき	お気をつけてお帰りくださいませ・お出掛けくださいませ
業者の人など（院外の人）に対して	いつもお世話になっております

教える立場になったつもりで関わるといいのかもしれません。

　たいていの企業では，新入社員に接遇やマナー研修を行いますが，病院などでは，人員不足などの理由で接遇研修をしない，あるいは，あまりそこに時間がとれないということもありますね。そんなときは，患者さんに対して，あるいは，スタッフ間で使ってほしい言葉を場面に応じてまとめた表のようなものを作成し，新人が常に意識できるようにノートに貼らせるなどしましょう。

■〔「マインドセット」で「不安の動機づけ」を「可能性の動機づけ」に〕
　先ほどご紹介した以外に，「新人が自分から話し掛けてこない」理由として，「先輩が怖いから」というものもありました。そう回答した新人に詳しく聞くと，「不安の動機づけ」，つまり，「○○しないと，△△になるよ」「○○すると，□□になっちゃうよ」という表現で先輩に指導されたことに傷ついてしまい，「あの先輩に近づくと，また何か言われるんじゃないかと怖くて，つい距離をとってしまう」。そんなふうに答えました。

　たとえば，皆さんが高血圧の治療中だったとしましょう。看護師さんから掛けられる言葉として，
①「ちゃんとお薬を飲まないと，血圧が下がりませんよ」
②「ちゃんとお薬を飲めば，血圧が下がりますよ」

　どちらが「薬を飲もう」という気持ちになるでしょうか。やっぱり②ですよね。これが「可能性の動機づけ」で，反対に，①は「不安の動機づけ」と言います。

　病院や施設で働く新人が，実際にどんな言葉で「不安の動機づけ」をされているか，研修で書き出してもらったところ，
　「そんなんじゃ，あんたいつか，患者さん殺すよ」
　「この患者さんのサーフローも入れられないようじゃ，ほかの人のも

絶対入れらんないよ」
　「この患者さんも看られないなら，オペ患なんか一生看られないよ」
　「こんなんじゃ，来年の新人にすぐに追い抜かれちゃうよ」
などというものがありました。
　ちょっと耳を疑ってしまうようなこれらの言葉。改めて，命を預かる現場は厳しいものだな，と痛感もしますが，経験を重ねた私たちでも，こんな言い方をされては，ショックを受けてしまいますね。ましてや，実習にも十分に出られなかった年度の新人たちには，トラウマになってしまうかもしれません。中にはハラスメントになりかねない言葉などもあります。こうした言葉に傷ついたままで，「先輩が怖い」「近づけない」「話し掛けられない」という新人も多くいるのが現状のようです。
　中には，「『不安の動機づけ』をされたことはありません」というラッキーな人も，少ないながら存在します。実際，研修でも，自分が掛けられた「不安の動機づけ」の言葉を書き出すように言われ，5つもあげることのできた新人と隣り合わせに座った新人が「ありません」と答えた，ということもありました。こうなると，「不安の動機づけ」をさんざんされている新人の不幸感覚は倍増します。
　ここで私は，「それらの『不安の動機づけ』の言葉を『可能性の動機づけ』の言葉に変換してみましょう」と，新たな課題を出すようにしています。すると，先ほどのキツい言葉を，
　「この患者さんのサーフローを入れられたら，ほかの人のも入れられるよ」
　「この患者さんが看られたら，オペ患も看られるようになるよ」
と，「可能性の動機づけ」に変換できるようになります。なお，これもGoogle フォームなどでアンケートを取り，回答をスクリーンに投影していると，ほかの受講者がどんどん「不安の動機づけ」の言葉を「可能性の動機づけ」に変換していくところを見ることで，自分も変換することができるようになります。そして何より，「こんなひどいことを言われているのは自分だけじゃなかった」と，ほとんどの新人はホッとするようです。
　そしてこのタイミングで私は，「『不安の動機づけ』を5回された人は，『可能性の動機づけ』に変換する機会に5回恵まれたということでもありますよ」と声を掛けるようにしています。すると，「先輩のキツい言葉は変換して進んで行けばいいんだと思えた」と，プラスの「マインドセット」が成功したことを表す言葉がたくさん返ってきます。
　こんなふうに実際に言われた言葉を変換するというアウトプットをさ

せて「マインドセット」をしていくと，新人は「私もなんとかやっていけるかもしれない」という気持ちを抱きます。

　キツい言葉を言われたこと自体は変えられなくても，「その言葉のとらえ方を変える」ことはできます。新人が「過去と他人は変えられないけど，未来と自分は変えることができる」と信じ，自分の力で「キツい言葉を変換して進む」ことができるように支えていきましょう。

行動14	感謝をする

行動15	お礼を言う

これら2つの行動は関連が深いので，併せて解説します。

■〔感謝することがその人の力を引き上げる〕

高校教諭時代にテニス部の顧問をしていたころのことです。

運動部の顧問となると，土日や長期休暇は練習や試合の引率で，1年間で実質，お盆と年末年始の10日間ほどしか休みはありません。試合当日に監督がいなければ，生徒は出場できないため，たとえ自分の子どもが熱を出しても人に預け，後ろ髪を引かれながら試合会場に行ったりしていました。

当時の私の職場は県立高校でした。基本的に休日出勤手当や時間外勤務手当はつきません。子どもを母に預けられないときは，朝からサポート機関に預けるしかなかったのですが，費用は1日8,000円くらいかかりました。つまり，顧問を続ければ続けるほど家計は赤字になりました。それでも，私自身も幼いころからテニスをしてきて，顧問やコーチに同じようにしてもらったんだから……と頑張っていました。職場の看護科の教員には運動部の顧問がいなかったので，同僚にも理解が得られず，しだいに私は孤立していきました。

そんなある日，「今日は子どもが熱を出してファミリーサポートの人に預けて来たから，練習を早く切り上げて帰る」と生徒に言うと，「試合前なんだからもっと練習したい。部活だって先生の仕事なんだから，手を抜かないでください」と意見してきたのです。カッとなった私は，「休日に部活の指導をしても手当はつかない。むしろ，今日は子どもを預けて来たから大赤字だ！」と，大人げなく怒鳴ってしまいました。

たいていの高校生は，大人の給料の相場など知らないものです。生徒は，「先生の給料は40万円くらいで，休日出勤したら1万円くらいもらっていると思ってた」と口々に言っていました。そこで私は初めて，自分の給料がいくらなのかということ，休日の手当は全然つかないこと，休日の部活には子どもを預けて来ていること，それにどれだけのコストがかかるのかということ，それでもあなたたちに努力することの大切さや試合に勝つ喜びを味わってほしいと思って頑張っているということを話して聞かせました。生徒は目に涙を溜めて聞いていました。

それまで私がこうしたことを言わなかったのは，「自分に感謝しなさ

い」と恩を売るようで，「なんだかカッコ悪い」と思っていたからです。でも，このことがあってから生徒はメキメキと強くなり，なんと次の試合で1部昇格を果たしたのです。このことから私は，「感謝をする」ということは，人の力を何倍にも引き上げるということを学びました。

「感謝をする」ということは，「教わらなければできない」ものなのだそうです。「感謝を教える」とは，「『自分に感謝しなさい』と言う」のではなく，「感謝することの大切さを教える」ということです。そして，「感謝ができる人に育てる」ということは，その人の能力を何倍にも引き上げ，その人のためになることなのだ──そんなことを，私はこのときの生徒たちから教わりました。皆さんにもぜひ，ためらわずに「感謝をする」ことを新人に教えてほしいと思います。

▌〔「振り返り」で感謝や謙虚の心が育つ〕

「今年の（最近の）新人は「振り返り」ができないんですよ」ということも，教育担当者からよく相談されます。一方，研修で「皆さん，『振り返り』ってどうすることを言うんでしたか」と新人に質問すると，「自分の悪いところを反省すること」という答えが返ってきます。新人と指導者側の間で「振り返り」の定義が異なり，すれ違っているために，「振り返り」ができていないということがよくあります。

人材育成の分野では，自分が積み重ねてきた経験を「振り返る」ことを「リフレクション」（reflection）と言います。その経験における自分のあり方を見つめ直すことで，今後同じような状況に直面したときによりよく対処するために行うものです。しかし，reflection の訳語には，「内省」「反省」「不面目なこと」などもあり，新人はそんなふうにとらえていることが多いです。

教育担当者の求める「振り返り」「リフレクション」は，上記の人材育成の要素が強いと思いますが，新人にはこの定義がよく伝わっておらず，「リフレクション＝反省しなさい！」という意味でとらえています。また，指導者側は看護実践の「リフレクション」（状況の描写・明確化や分析・評価，学習）につなぎたいというねらいもあると思いますが，就職したての新人には，ハードルが高いようです。まずは，日々の仕事の振り返りを習慣化させ，それができるようになったら，看護実践のリフレクションにチャレンジさせるのが，最近の新人の現状には合っているように思います。

なお，新卒者を前提に解説していますが，どのタイプの新人に指導する場合でも基本は同じです。

表7 リフレクションシート

【ねらい】このシートはあなたの自己肯定感をアップし，他者への感謝の気持ちを呼び起こし，あなたが生活や仕事にさらに前向きになるためのものです。これまでの人生や就職してからのことをまとめてみましょう。

記入時間のめやす　1. 4分　　2. 4分　　3. 3分　　4. 2分　　5. 10分　　6. 2分　　計25分

1〜5は事前課題。6は実行後に記入します。

1. これまでの人生を振り返って	
あなたが親や養育者にしてもらったこと	あなたが親や養育者にしてあげたこと
2. 就職してからを振り返って	
あなたが先輩にしてもらったこと	あなたが先輩にしてあげたこと

3. 記入してみて，今のあなたはどんな気持ちになっていますか，または，どんなことを思っていますか。

4. こういうところはなかなかいいな，と自分自身をほめてあげたいところはどんなところですか。

5. 上記を記入してみて振り返り（リフレクション），つまり，自らの言動や傾向を客観的にとらえて，次に向けた改善点の洗い出しを行い，その改善を実行する具体的な行動プランを考えてみましょう。

自分の言動や傾向を客観的にとらえると	自身の改善点（課題）は	改善（課題）を実行するための具体的な行動プランは

6. 上記の具体的な行動プランを実際に実行して得られたこと，改善できたことは何でしょうか。

7. 業務時間内や研修参加時にこのシートを記述した方は，部署のスタッフに「研修に参加させていただいて（もしくは時間を頂戴して）ありがとうございました」とお礼を伝えるようにしましょう。

　　ここでは，指導の助けとなるツールとして，私が新人研修で使っている「リフレクションシート」をご紹介します（表7）。記入することで自然に他者に感謝し，謙虚になりながらも自分を肯定し，課題と向き合い，改善策を考えられるように，コーチング的に設計してあります。

　　質問1・2の「親や養育者（先輩）にしてもらったこと／してあげたこと」を記入していくと，ほとんどの場合，「自分は『してもらったこと』が多くて，『してあげていること』はほとんどない」と，親や養育者（先

輩）への感謝の気持ちが生まれ，謙虚になれます（プラスの「マインドセット」）。そしてそれは，次の質問3「記入してみて，どんな気持ちになっているか／どんなことを思っているか」への答えに表れてきます。

この質問の順番（構造）だと，謙虚な気持ちになった上で質問4「自分のいいところ」を考えるので，天狗になることがありません。そして，質問5で自分の課題に向き合い，改善策を考えていくという流れになっているので，記入することで簡単に「感謝を前提とした振り返り」ができるようになっています。

人間には気分の変調があり，よい気分のときには前向きに物事を考えられますが，落ち込んだりしているときは，物事をよい方に考えられないものです。気分がよい状態は，前向きな思考を引き寄せます（私の行うコーチングでは，この「気分の状態管理」を非常に大切にしています）。質問6「具体的な行動プランを実際に実行して得られたこと，改善できたこと」への答えは，質問5で立てた改善プランを実行した後に記入するので，自分に自信が持てるようになってきます。

集合研修なら，この部分を隣の席の人と共有させると，新人同士の関係作りにもつながります。OJTの場面で活用するなら，指導者がコメントを記入したりフィードバックしたりすることで，新人と指導者との絆が深まる，よいツールに早変わりします。

＊このシートは，巻末にも掲載しています。コピーしてご利用ください。

〔どう言えばいいのか，具体的なセリフで教える〕

シートの最後には，「業務時間内や研修参加時にこのシートを記述した方は，部署のスタッフに『研修に参加させていただいて（もしくは時間を頂戴して）ありがとうございました』とお礼を伝えるようにしましょう」と，意図的に記しました。「こんな常識的なことをわざわざ書かなくても……」と思う方もいらっしゃるでしょう。でも，これまでにもご紹介してきたように，最近では，思いをなかなか言葉にできない，表現できないという新人が多くいるため，あえて入れてみました。

研修で，なぜ思っていることを言葉にできないのかを新人に聞いてみると，「なんていう言葉で言えばいいのか，思い浮かばないから」と返ってきます。感謝はしてるけど，それをどう言えばいいのかわからない。だから黙ってしまう。つまり，原因は，単に敬語の使い方や語彙の少なさにあったりします。そのため，教える側も，できるだけ「セリフベースで具体的に教える」ことが求められます。

行動16 お詫びをする

　行動6で，仕事とは「量」と「質」で測るものであって，「仕事ができる人」とは，与えられた仕事の「量」を適切にこなし，同時に「質」も高い人を指す，とお伝えしました。

　でも，仕事の「量」をこなせず，経験がないので「質」の高い仕事をしようとしてもなかなかできない。そんな新人のころは，先輩や上司，そして患者さんに「すみません」「申し訳ありません」とお詫びすることが必然的に多くなります。

　「すみません，次回から○○には気をつけます。ご指導ありがとうございました」と，こんなふうにさわやかに礼儀正しくお詫びができる新人には，「もっと教えてあげたい」と思うものです。

　「業務を覚えなきゃ」と一杯一杯の新人の側からはイメージがつきにくいものですが，実は，新人の指導を受ける姿勢や態度，そしてお詫びの仕方は，指導者側のやる気を大きく左右します。さわやかできちんとしたお詫びなら次につながる感じがするのでいいのですが，泣きながら詫びたり，インシデントを起こした次の日から急に仕事を休み，しばらく経ってからのお詫びだったりすると，指導者側はかなりやる気を削がれます。

　客観的に考えてみましょう。泣きながら「すみません」と言われれば，たいていの人は，励ましますよね。でもこれは，失敗をした上に先輩や上司に「励ます」というエネルギーを使わせ，さらに，インシデントの対応にも先輩や上司の時間を使わせることになります。

［「自虐お詫び」はほどほどに——「お詫び」がコストに及ぼす影響］

　病院などでは，企業ほど「コスト」に関して上司に厳しく言われないかもしれません。一方で，企業にとっては「時は金なり」です。企業というものはそもそも，「利益を追求し，富によって世の中をよくする」という存在だからです。

　看護師には優しい人が多いですが，それでも，仕事で報酬が得られなければ生活ができないので，「看護」を続けられないのではないでしょうか。私たちも「患者さんのために」と人に尽くしたいという一方で，職業として「看護師」を選んでいるわけですから，しっかりと「コスト」と向き合う必要もあるし，新人にも向き合わせることが重要です。

　たとえば，4週8休で総支給が25万円の病院で働いている看護師の時給は1,420円ほどです（実際には，法定福利費や事業所の家賃や経費な

どがこれに上乗せされますが）。総支給 30 万円の先輩の時給は 1,700 円ほど。新人がインシデントを起こし，泣きながら先輩にお詫び（自分を責める「自虐お詫び」）に来て，励ましたりなだめたりに 1 時間かかったとします。このときのコストは，新人 1,400 円 + 先輩 1,700 円 = 3,100 円です。病院としては 3,100 円の損失です。企業や病院が学校とは違うところがまさにここです。

　成長過程の学生時代なら，友人同士で時間のある限りなぐさめ合う，励まし合うことも大切ですが，「仕事中に落ち込んで 1 日泣いてました」は通りません。厳しいようですが，「お給料をもらって働く」とは，そういうことです。

　なので，自分を責めすぎて上司の前で泣くなどの「自虐的なお詫び」は，たとえ，新人であっても慎む必要があります。「失敗したことが悔しい，自分が許せない」「どうしてこんな失敗をしたんだろう」「自分はこの仕事に向いてないのかもしれない」といった行きすぎた内省には，人を巻き込まないことが重要です。いつまでも失敗を引きずっているのではなく，「この失敗ではこうした教訓を得た。次はこうする」と，自分の課題と向き合い，素早く次の一歩を進めることが求められるのです。

行動 17 　体調の管理をする

▌〔ケアする人自身の心身の健康が大切〕

　家族の誰かがインフルエンザにかかったとき，主に看病するのはお母さんではないでしょうか。

　では，家族全員が罹患したとしたら——中でもいつも家族のケアをしているお母さんが一番重症だったとしたらどうでしょう。人をケアする立場の人が倒れてしまうと，途端に危機が訪れます。COVID-19 が蔓延し始めたころ，最前線で戦う医師や看護師が立て続けに倒れたり，時に亡くなったりし，医療崩壊の危機に直面したことが思い出されます。

　私たちは，人を助け，守っていくという尊い仕事を選びました。世界中の人々が医師や看護師を頼りにしているのです。だからこそ，まずは私たち自身が健康でいる必要があります。コロナ禍で改めて，私たちの健康や命は「自分だけのものではない」という意識を強く持つことができるようになったのではないでしょうか。

　こう考えると，「体調の管理をする」ということは，看護師である私たちにとっては「仕事の一部」であると言えるでしょう。私が新人研修のカリキュラムに必ず「ストレスマネジメント」と「体調管理」の項目を入れているのは，こうした思いが根底にあるからです。

　「ストレスの管理をする」（行動 19）でお伝えしますが，お給料をもらって働く上では，ストレスに関して理解を深め，十分に発散するなどして「ストレス性の疾患にかからない」ようにすることが大事です。「体調管理」も同じです。コロナ禍であれば，他人様の命を守るプロフェッショナルとして感染予防に努めるのはもちろんのこと，十分に休息と栄養をとって免疫力を高めて，罹患しないことが「仕事」の前提となります。

▌〔外部条件を管理するのも自分自身〕

　以前，私の会社に喘息の持病があるスタッフが働いていました。2 か月に一度は，朝，喘息発作が起きて近医で点滴を受けてから出社し，結果的に遅刻をするのですが，その一方で煙草をやめません。

　私は，「煙草の害について十分知っている医療職が，禁煙もせずに，喘息発作でたびたび遅刻する，では通らないし，同情もできませんよ。人事評価表の『規律性』は "D" 評価（期待する成果を下回り，業務に支障をきたした状態）。発作を起こさないような生活をして，仕事を休まないように」と面談でフィードバックをしました。

また，そのスタッフは生理痛もひどく，月経前後の数週間は急に休んだり，出て来ても「生理痛がひどいのに働いている」と言わんばかりで，仕事中も終始，機嫌が悪かったりしました。これについても私は，「そんなに生理痛がひどいのなら，心配だから治療して来てください。月経困難症とかなら診断書を持って来て，これからの治療計画を報告してくださいね」と話しました。すると，次の日からピタッと欠勤はなくなりました。

　「体調を管理する」のは自分自身です。「喘息を持っている」「生理痛がひどい」というのは好ましくない外部条件ですが，その外部条件を管理するのは言わずもがな，自分自身なのです。

　このスタッフは素直にフィードバックを受け入れられる人であったので，「これまで喘息や生理痛がひどい自分を被害者みたいに思っているところがあったんですけど，自分で体調を管理しなくちゃいけないんですよね，看護師は。甘えていました」と，体調を理由に欠勤することは全くなくなりました。今，このスタッフは病院に勤めていますが，管理職に昇格し，無遅刻，無欠勤で活躍しています。

　人の健康と命を守ろうとすることは，自分自身の幸せに直結します。

　「子どもを持っている人とそうでない人とでは，子どもを持っている人の方が長生きである」。こんな統計があります。子どもがいない人の方が自分をケアできる時間もお金もありそうなのに，なぜだろうと不思議に思ったことがあります。でもきっと，人を守ろうとするときには，「自分自身が心身ともに健康であること」がベースとなるからなのでしょう。私たちはバリバリ働き，十分に休息をとり，大いに気分転換を図り，心身ともに健康で幸せに過ごしましょう。その状態にあるときにやはり私たちは「よい看護」が提供できるのだと思います。交流分析の世界では，「与えられた人は，より多くを与えることができる」と言います。まずは私たち自身の心身の健康を保つことが必須です。

行動18　表情の管理をする

　「表情管理」とは，その場面や状況に合った表情ができるように，自己管理をすることです。行動1の「あいさつ」とも関連が深いです。

　たとえば，採血に自信のない新人看護師が，「見るからに自信のなさそうな表情」で患者さんのところへ行ったとしたら，患者さんは「この人，失敗するんじゃないか？　大丈夫か？」と一気に不安になりますね。皆さんも，仮にスキルに自信がないときでも，「患者さんを不安にさせちゃいけない。あれだけ練習したんだから大丈夫だ。絶対，1回で入る！」と自分に言い聞かせて表情を整え，患者さんのもとに向かってきたのではないでしょうか。こんなふうに，こちらの感情を表情に出さず，相手を不安にさせないように配慮することを「表情管理」と言います。

　もちろん，気をつけていても不安を表出してしまうことはあります。でも，自分の表情が相手に及ぼす影響を，「相手の視点で考えて整えよう」とする「あり方」が何よりも大切で，こうして生きている人は，振り返りもうまくできます。すると，徐々にその場面や状況に合った表情ができるようになります。逆に言うと，そうでない人が「クレーム」をもらいやすいということでもあります。表情管理のゴールは，「他者視点で自分自身を俯瞰できるようになること」です。

▌〔表情管理の典型的な失敗例——失敗したとき「笑う人」は相手を傷つける〕

　たとえば，持続点滴をするのに1回で血管に入らないときや，処置がうまくいかなかったときに，うっすらと笑ってしまう人がよくいます。「クスッ」という感じのものです。自分が失敗したときに笑う人は，実は結構，多いです。

　ほかのスタッフが患者さんから「○○っていう看護師が，点滴を失敗したのに笑っていて不愉快だった」とクレームをもらえば，本人に注意しなければなりません。でも，本人にとっては無意識の言動なので，そう指摘されるとびっくりします。

　実はこれ，相手を笑っているのではなく，「何度も失敗するダメな自分をあざ笑っている」という状況なのですが，患者さんは，「こっちは痛い思いをしているのに看護師に笑われた」と感じます。そしてこれは，典型的な表情管理の失敗例で，新人にもよくあります。

▌〔対峙する相手は自分の鏡──表情・感情観察のクセをつけさせるトレーニング〕

　自分の表情は自分では見えませんが，相手の表情を通して，自分が今，どんな表情をしているのかを想像することはできます。向かう相手は鏡です。こちらの表情管理がうまくいっていれば，患者さんもこちらを信頼した表情をされるものです。

　自分が失敗したときに笑う人は，自分自身とうまく調和できていないことが多いです。自分の気持ちを受容する習慣もないので，自分を信頼することもできません。自分自身を理想化し，できない自分の評価を下げて脱価値化している可能性もあります★。自分を信じていない人を他者が信頼してくれることは難しいものです。

　「たかが表情，されど表情」。コミュニケーションの前提には自分の「あり方」が深く関わっています。自分と調和できる人が，対峙する相手ともうまくコミュニケートできるのです。

　まずは，人の表情と感情はつながっていると思って，しっかりと相手の表情を観察するクセをつけさせましょう。「表情・感情観察」を習慣化するには，以下のように指導してみてください。

① 表情から感情を読み取るトレーニング

　自分の感情をメンテナンスせずにそのまま表情に出してしまう人の多くは，人の表情から相手の感情を読み取ることが苦手です。

　そこで，「今，患者さんはうつむいて目を合わせず話している。きっと悲しい気持ちなんだな」というように，人の表情から感情を察するように促します。

　次に，「この患者さんはこんな気持ちのときに，まわりの人にどんな表情で近くにいてほしいのだろうか」と考えながら，患者さんのそばにいるご家族や先輩の表情を見るように促します。すると，患者さんと良好な関係にある人たちの表情は，その場面や文脈にとても合っていることが観察できますので，その人たちの表情をモデリングする（まねる）ように促します。

② 自分の気持ちを俯瞰するトレーニング

　今度は，表情管理ができていない場面での自分の気持ちを分析させましょう。

　「この患者さんの血管は細いなあ。失敗したらどうしよう」という心の声が聞こえるような場面なら，「自分は今，不安なんだな」と自分の心理

notes ★
★　前著 p.43 参照。

状態をモニターさせます。その上で,「1回で入らなかったら,正直に『自信がない』と先輩に話して代わってもらおう」というふうに,自分の不安が軽減するような対策を考えてみるように促します。すると,気持ちが安定します。自分は自分の味方だと思えるからです。

　また,仮に失敗したとしても,「今回は失敗したけど,これをバネにすればいいんだ,次も頑張ろう」と自分自身をなぐさめるよう話します。

　要は,「失敗したときに自分をあざ笑う」という習慣をなくしてあげることが大事です。そして,「私の不安な表情は,患者さんをも不安にする。しっかり表情管理しよう」と自分に言い聞かせてから患者さんのもとに行く。そんなふうに意識や行動が変容するように促します。

■〔「セルフトークの変更」で自分を受容し,自信を回復〕

　自分が自分に対して頭の中で声を掛けることを「セルフトーク」と言います。

　自信のないときやミスをしたときに,自分自身に対して,まるで敵のように厳しい声掛け(セルフトーク)をする人がいます。こうした人は,たいてい,自分に自信が持てません。24時間一緒にいる自分自身が自分の味方をしてくれないのは,つらいことです。厳しい現場監督から常にチェックされ,ダメ出しされているような状況では,自分に自信を持つことはできないのです。

　自分を受容できていない人のセルフトークには,「なんでこんなことができないの?」とか,「こんな失敗してるようじゃ,全然ダメだ」とか,「自分にダメ出し」するようなものが多いです。そこで,このセルフトークを,先ほどご紹介したような,自分を受容することができるようなセリフに変えてあげる(変容できるように言ってあげる)ことが大事です。

　相手が皆さんのそうしたセリフを自分に取り入れることができるようになると,「最初から完璧にできる人なんていないんだから,仕方ない。一歩ずつ頑張ればいいか」と自分を「許せる」ようになり,自信が持てるようになります。

　これは,「セルフトークの変更」という私のコーチングテクニックですが,相手に自信を持たせることができる,結構,強力なツールです。ぜひ活用してください。

ストレスの管理をする

　5月の連休明けくらいになると,「新人がすでに3人辞めた」, あるいは, 退職には至らないまでも「適応障害と診断されて休職している新人がいる」という声を耳にします。とても残念なことですが, 職場で受けるストレスにうまく対処できず, せっかく入った職場を去って行く人たちが毎年結構, います。

　特に2021年度は, 新人を指導する立場の方々から, こうしたお話をよく聞きました。実際, 2021年度の新人600人を対象に行った研修で,「20の行動」の中で「自分ができていないと思う行動」をたずねてみたところ, 最も多かった回答がこの「ストレスの管理をする」でした。例年なら歓迎会などで上司や先輩, 新人同士で親睦を深め, それが新人のストレス緩和の一助となっていましたが, COVID-19感染拡大の影響で, 実習も十分に経験できないまま現場に立ち, 研修でも感染対策のため隣の人とのロールプレイもできない。新人同士で思いを共有することもままならず, 昼食も1人で黙食――改めて, こんな状況やリアリティショックにも負けず, なんとか適応しようと頑張っている新人を支えていきたいものですね。では, どんなサポートと指導が必要なのでしょうか。

▌〔「コーピング行動」ができているか, 経時的に追跡を〕

　自分は「ストレスの管理をする」(ストレスマネジメント)ができていないと言う新人たち。指導者側から聞く「辞めた」「適応障害で休職」という話とまさに合致していて, 私は「なるほどな」と思いました。一方で, ストレスマネジメントについては, 新人研修のカリキュラムに入れている病院・施設も多いので,「研修でちゃんと教えたのに……」と, この結果にショックを受けた方もいらっしゃるかもしれません。

　こうした現状に鑑みると, 研修で教えるだけでなく, 新人が「ストレスマネジメントができる」まで追跡する必要がありそうです。また, 研修の内容に関しても吟味していく必要があるでしょう。そして,「わかる」から「できる」までにするには,「ストレスに対処(回避し, 緩和, 処理)するための行動, つまり,『コーピング行動』が適切にとれているか」を経時的に追うのがおすすめです。

key word 🔒
コーピング

　研修はどうしても「やりっぱなし」になりがちですが, それを防ぐのにアンケートはとても有効です。第2章などでもご紹介したように, 私はオンライン研修では特にGoogleフォームを使って理解度を確認しながら進めていて, 満足度調査も実施しています(自分の研修の効果測定

になるだけでなく，何度も別のアンケートに記入してもらわなくて済むので，研修参加者の負担軽減にもなります）。1回作成したアンケートはコピーして，3か月後用，6か月後用も作っておくと便利です。

　ついでにQRコードも作成しておき，あらかじめ受講者に携帯電話で読み込んでおいてもらえば，スムーズに回答してもらえるので便利です。印刷して資料と一緒に配布するのが確実ですが，研修中にスクリーンにQRコードを投影するだけでもすぐに読み込んでもらえます。QRコードやアンケートの作成が開始に間に合わなくても，研修中にサッと作ることもできます。

　まず，コーピング行動について解説し（input），その後，自分のモチベーションを上げるために，1日，半日，1時間，5分間，1分間，それぞれの時間で，自分にどんな行動をとらせるか，5つ以上あげてもらいます（output）。

　各自に回答してもらいつつ，その結果ををスクリーンに投影しながら研修を進めると，自分の回答をほかの人のものと瞬時に比べたり，変更したりすることもできます。紙ベースのアンケートだとこうはいかず，教育担当者が一所懸命に作成したのに，「あまり書いてくれなかった」となってしまうこともあります。

　そして，この質問に対して数多くのコーピング行動を記入することがすでにストレスマネジメントにつながっているということに，皆さんもお気づきだと思います。outputをさせるべきところは手を緩めずにしっかりと行います。

　そして，ここであげたコーピング行動を新人が1か月後，2か月後も取れているか，アンケートで経時的に確認します。そして，それ以外の"SOS"を発信する記述式の項目などをアンケートに盛り込んでおけば，新人の職場不適応をだいぶ予防することができます。

　なお，私は数年前から，第4章でご紹介する「防衛機制」について，ストレスマネジメントの研修に取り入れています。ストレスと積極的に向き合う力がつくので，研修内容に加えるのをおすすめします。コーピング行動について教える場合と同様，まず，防衛機制について解説した後，「最近半年間で自分が使った防衛機制は何か」をエピソードとともに答えてもらいます。こうしておくと，その後，研修を重ねる中で，たとえば先輩との関わりや業務上の失敗のシーンなどを振り返ってもらう際にも，新人のリフレクション力が高まっていることの確認ができると思います。

行動 20 | PDCA を回す

〔仕事を進める上での基本的プロセス〕

　「PDCA サイクル」という言葉は，皆さんもきっと研修などで聞いたことがあると思います。P（plan；計画する），D（do；実行する），C（check；チェックする），A（action；処置する）からなる，仕事の全体像をサイクルとして見る仕組みであり，仕事を進める上での基本的なプロセスでしたね。病院などでは，管理研修などで学習することが多いかもしれませんが，私は，新人研修から「PDCA を回す」という項目を入れています。新人には少し難しいかもしれませんが，仕事の質を上げるにはこの PDCA サイクルを教えるのが近道です。

　ちょっと難しいけど，「新人のうちからしっかりと学ぶことで，早々と PDCA を回すことができるようになる」と，私は思っています。

　ちなみに，行動 16 で触れた「コスト意識」についても，私は新人研修の項目に入れていますが，これに関しても，やはり就職して早期に教えることでコスト意識を育むことが可能だというのが私の持論です。

〔最も大事なのは"P"〕

　PDCA の"P"，つまり「計画」には，仕事の時間の約半分をかけるつもりで行うことが重要です。これがすべてと言っても過言ではないほど，「計画する」ことは大事です。

　医療職として働いていると，朝，病棟でちょっとした朝礼かミーティングをしてすぐに「現場」，というところが多いかもしれません。でも，それでは効果的にリフレクションができません。看護学生でなくても，今日 1 日の「計画」を発表し，具体的な業務を"D"，つまり「実行」して，"C"，つまり「チェック」，振り返って，"A"，つまり，「対処する」ことが仕事の質を上げることにつながります。

　短時間でもいいので，まずは，「この業務に何分かけるか」「この初めての処置は何分かかるか」という「見込み時間」と簡単なやり方とを考えてから仕事をする習慣を新人に身につけさせましょう。

　私の会社では，新卒であろうが管理職であろうが，新人時代は全員に「PDCA サイクルを回す」ことを意識した日報を書いてもらい，それをもとに，1 日の終わりに仕事の質についてリフレクションをしています。テレワーク中，離れた場所で働いているときなどは，こうした日報を書かせることで，業務の報告を兼ねることもできます。

　手書きの用紙か Google フォームかで行いますが，修正しやすいのは

表8 一般的な日報（例）

	報告日　　　20××年　○月　△日

業務日報

日時

業務日	20××年　○月　△日　（月）
業務時間	9：00～17：30（休憩1時間）
稼働	7.5時間

予定

・職員満足度調査アンケートのチェック。
・学習療法の取り組みについて，A老人保健施設の副施設長から情報を得て考える。

作業内容

時間	業務内容
9：00	業務開始報告。
9：00～10：00	Googleフォームの職員満足度調査の回答チェック。Bケアマネジャーに電話にて連絡。紙ベースでチェックしてくださった方のものは本日郵送してくださるとのこと。届きしだい入力し，最終チェックとする。
10：00～10：50	学習療法について調べまとめる。
10：50～12：30	入所者の状態について相談。Cクリニック院長に連絡。A老人保健施設の副施設長から連絡。学習療法についてアドバイスをいただく。
12：30～13：30	今後の病院受診時のマニュアルを作成。作成した内容は□日からの現場勤務時に，スタッフからも意見をもらうこととする。
13：30～14：30	休憩
14：30～17：30	学習療法についてまとめる。現場勤務時にレクリエーション委員に案を提出し，意見をもらう。

特記事項（報告・連絡・相談・改善点，等）

病院受診時のマニュアル，学習療法をまとめたものを添付いたします。

後述のようにGoogleフォームで，見やすいのは紙ベースです。

　実際の例を見てみましょう。

　表8は，スタンダードな日報です。こうしたスタイルの日報を活用している組織も多いと思います。

　でも，これだと経時記録になりがちで，どのくらいの時間をこの業務に費やし，どのようにやっていくかの"P"（計画）が書けないことが多いので，私の会社の新人には表9のようなものを活用しています。

本日の業務
「PDCA を回す」ということを意識した計画を立てましょう！！　　　　　　　　　名前　○○○○○○

20××年　○月　△日　□曜日

業務内容	業務計画（P）	作業見込み時間（P）	実際にかかった時間（D）	業務完了の有無（C）完了できた事柄 完了できなかった事柄	完了できなかった場合 今後の対策（A）	やることリスト
予算書作成	フォーマットがあるので同様にエクセルで作成する。	30分	30分	業務完了済み。		
C病院にTEL，請求書メール	C病院の電話番号は会社ケイタイに登録されているので調べる必要なし。メールアドレスをすぐ書けるように準備しておく。	15分	電話からメール送信まで1時間	業務は完了済みだが，請求書を見つけられず電話からメール送信完了するまで時間を要してしまった。		
				請求書原本はあるため，原本をスキャンし送信した。		
DクリニックのEさんに確認TEL	請求書の宛名確認。今後も同様の宛名でよいか再度確認し，今後は確認しなくてもよいようにする。	5分	1分	Eさんはお休みだったので後日TELすると伝える。Eさんにはメールを送信し，明日再度TELする。業務未完了。	今後も同様の対処でよい。	明日EさんにTEL

　これだと，自分の時間の「値踏み」が妥当だったのかどうかがすぐにわかります。自分の立てた計画に自信がなければ，できればすぐに指導者に相談します。「この仕事にこんなに時間はかからないでしょ？」「このやり方じゃなくて，直接電話で確認して5分でやって」など，自分より仕事の精度が高い人からのアドバイスをもらってから仕事にかかる方が，実に効率的だからです。これは紙ベースのものですが，Googleフォームのものも使っています。Googleフォームは，フィードバック後，すぐに修正が利く点が便利ですが，最初に入力した時間などの記述が，指導の経過が新しい入力によって流れて行ってしまいますので，意識して残すようにするとよいでしょう。

＊このシートは，巻末にも掲載しています。コピーしてご利用ください。

［PDCA サイクルを意識した日報を書かせ，成長を促す］

　私の会社の新規事業，訪問看護ステーションの運営に関して，実務に当たったある「ベテラン新人」の例を以下に紹介します。

　このスタッフは，「購入物品の片付けと不足品の注文」に「2時間」という計画を立案してきました。このスタッフには，ある訪問看護ステーションに実習に行ってもらっていました。「今後，当社のステーションでも，物品注文などの業務が発生するので，参考に，物品戸棚の写真を撮らせてもらって来るように」と実習前に話しておいたにもかかわらず，「物品注文に2時間」という設定をしてきたのです。

　「計画を見て，業務を行う前にフィードバックをする」という機会を設けなければ，2時間かけてダラダラと物品の注文をしていたでしょう。私が「物品の戸棚の写真を撮って来て，と約束しましたよね」と言うと，「写真を撮るのを忘れていました」とのこと。だから「調べる時間を含めての2時間」という設定だったのです。たとえ忘れてしまったとしても，「すみません，実は写真を撮るのを忘れていました。どんな物品を使うのかをネットで検索しながらの注文になるので，時間がかかりそうなんです。どうしたらいいですか」と，正直に相談してきたなら，私の反応もまた違っていたでしょう。

　結局，実習先の施設に私が電話し，「すみません，使っていらっしゃる物品リストのようなものがあれば，ファックスでお願いできませんか」と依頼すると，すぐに送ってくださり，物品注文にはものの30分もかかりませんでした。「2時間」から「30分」に時間短縮ができたのです。

　でも，不思議にもこのスタッフは，喜んでいるようには見えませんでした。「こんなに早く物品注文ができてよかった。やっぱり先輩に相談するって大事だな」と素直に思うパーソナリティの人なら，この後，グングン仕事の質は上がります。PDCAを意識して仕事をこなしていると，おのずと仕事の精度が上がってくるのです。

　最初のうちこそ，このように記録をして振り返りができるようにしていますが，2か月もすれば，このPDCAサイクルが定着するので，いちいち書き取らなくてもよくなってきます（もちろん，書いておく人はもっと成長しますが）。ですが，自分の失敗を隠したり，そもそも仕事を「早くやろう」という思いがなかったりする人は成長しないし，仕事の質も上がっていきません。「お給料をもらいながら実習をさせていただけるなんてありがたい。少しでも現場の仕事に活かさなくては」と，このスタッフが考えていたなら，そもそも「物品注文に2時間」とは考えないでしょう。

　また，コスト意識が高ければ，「看護師にしかできない，または看護師が行った方が効果的な業務」と「看護師免許は必要ない業務」を分け，事務に仕事を依頼することもできました。この看護スタッフの月給を時

給に換算すると 1,800 円，事務スタッフは 1,100 円。コストのことを考えれば，物品注文リストを事務スタッフに託し，自分はケアマネジャーへのあいさつ回りなど，看護師が行った方がよい仕事をするという選択もできたでしょう。

こうした選択がなぜできないか。それは，新人に身につけさせたい「20 の行動」の一つ，「考える」（行動 11）ができていないからです。職歴 20 年であろうが，新人であろうが，正しく素直に「考える」ことができれば，仕事の質は上がり，どんどん量をこなせるようになります。

仕事においての PDCA を回すことを意識して，日々，リフレクションをしていれば，1 年もあれば一通りの仕事はこなせるようになります。

私の会社には看護師さんがたくさん入職して来ましたが，「この仕事はやったことないので。初めてなので」とか言い訳をしたり，「指示された仕事をやっていないとき」に，「そもそもこれは私の仕事なんですか」と苦情を言ってきたり（上司から指示された仕事が部下の仕事です），他者や状況に責任転嫁をするようなあり方の人は，すぐに退職して行きました。これらの人々に対してもこの PDCA サイクルの研修はしましたし，「20 の行動」も教えていましたが，「自分のこととして聞いていなかった」のだと思います。フレッシュな新人のうちに，素直に自身の課題に気がつき，フィードバックを受け止め，仕事の精度を上げていくのが，最もシンプルで近道だと思います。

第4章

「一緒に働く仲間」を育てる

　ここまで，新人教育の必要性や，具体的な方法について解説してきました。本章では，さらに一歩進めて，新人本人や組織の（そしてもちろん，皆さん自身の）将来を見すえて，どのような視点で彼らに関わっていけばよいのか，そのヒントをお伝えします。一緒に働く者同士，「共に育ち」ながら，働きがいのあるよい組織を作っていきましょう。

1 よい人材を採用するポイント

　新人指導をしていると，「なんでこの人を採用したんだろう?!」と失礼ながら思ってしまう新人にも出会いますね。実は，採用面接をする側（多くは経営陣）もとても悩んでいます。

　部署のスタッフが，採用面接を受けに来た人と価値観を共有しながら働く「チーム」になれそうか否かを，数分の面接時間の中で判断するのは，とても難しいことです。質問の仕方や内容がカギを握るとわかってはいても，実際に何をどう聞いたらいいものか……と，私はよく相談を受けます。

★ お問い合わせは，TNサクセスコーチングまで。info@tn-succ.biz

notes ★

　対策として，私は教育支援先の病院などで，「採用質問文言集」★なるものを作成していますとお話しすると，管理者の方々から実にたくさんのお問い合わせをいただきます。その様子から，採用時の質問に関して，皆さんの関心が高いことがよくわかります。

　ここでは，「採用面接では，どのような質問をすればよいのか」，さらには，「どのような回答をする人は『採用しない』方がよいのか」にも焦点を当てながら，よい人材を採用するポイントをお伝えします。

　本書の読者の多くは，指導職（新人に日常業務を教える係）という職位にあると思いますが，ちょっと視点を上げて，ここでは，「一緒によい人材を採用するにはどうすればいいのか」を考えてみることにしましょう。「なるほど」と納得した方は経営陣にもぜひ提案してくださいね。

　まずは，具体的な採用面接での質問例と，その意図やねらいを説明しましょう。

① ネガティブフィードバックの受け取り方を引き出す質問

①「これまで上司（もしくは指導者）に指摘されて直せたことは何ですか。思いつくだけ教えてください」

　注意されたことを素直に受け止め，改善してきた人なら，この質問に対して，「仕事を抱え込んでしまうクセがあり，『ホウレンソウ』（報告・連絡・相談）が少ないと何度も注意されました。おかげで今は，業務の進捗状況や抱えている仕事に関して，そのつど報告できるようになりました」などと，すぐに答えが返ってきます。

　新卒者なら，実習での経験を振り返って，「指導者を見つけるとすぐに駆け寄って，『報告，いいですか』と言っていたら，『お忙しいところ申し訳ありませんが，報告1件，よろしいでしょうか』というふうに来るのが常識よ，と注意されました。それ以来，自分の都合ばかりでなく，相手の状況を考えて物事を伝えなくてはと思えるようになりました」などという答えが返ってきます。

　①の質問からは，「他者からのネガティブフィードバックをどう受け取るか」という内面性を引き出すことができます。

　できないことを人から指摘されるということは，たいてい，嬉しいことではありません。一種のストレス状態に陥ります。なので，この質問は，目の前の求職者はストレスがかかったときにどんなふうに反応・行動するのか，つまり，どんな「防衛機制」（「適応機制」とも言います：表1）を使う人なのかを知ることにもつながります。

　後で詳しく説明しますが，責任を外部に転嫁する「外罰的機制」を多用する人は，「自分が悪いから，そう指摘を受けた」ととらえられず，「そんなふうに言うのは相手がおかしい」とか，「こんなに忙しい状況なんだから仕方がない」とか，自分以外の外側のことに責任を転嫁し，自分の課題と向き合って改善することができないので，①の質問の「注意されて直せたこと」をすぐには答えることができません。

　採用面接でよく，「あなたの短所はどんなところですか」などと質問したりしますが，こうした面接の攻略本などに出ている使い古された質問には，面接を受ける側もしっかりと答えを準備して来ますので，その人の本当のパーソナリティや防衛機制を引き出すことにはならないことが

表1 代表的な防衛機制

種類	特徴
抑圧	不安のもとを無意識に圧迫しようとする働き。強すぎると心の緊張をもたらし，不安定になる。「臭い物には蓋」的な働きであり，そうすることで「臭い物」がなくなるわけではない。
反動形成	嫌悪感や衝動が起こるのを防ぐために，意識の上では正反対な傾向や態度を表す働き。
投影・投射	自分の弱点を他人の中に見出し，自分の責任を他に転嫁する働き。
退行	幼児的な発達段階まで逆戻りして，不安などを解決しようとする働き。
摂取・同一化	ある対象の特徴を無意識的に取り入れ（摂取），それと同一傾向を示すようになる（同一化）働き。
否認	内外の客観的現実を無視することにより，意識にのぼらせないようにする働き。
置き換え・転移	内側の不安を外側に移す働き。
補償・昇華	抑圧された原始的な本能や攻撃性などのエネルギーが，社会的に容認され，適応された行動に変わること。
合理化	自分が失敗したときに，もっともらしい理屈を後付けする働き。
外罰・内罰的機制，非罰的反応	自分に非があるときでも責任を他に転嫁するのが外罰的機制。すべてを自分の責任だと思い込んでしまうのが内罰的機制。自分に責任があるとしたときはそれに従い，他に責任があるとすれば冷静に判断することができるのが非罰的反応。
操作	不安や葛藤を最小化するために過剰に出来事や対象や環境を管理，調整しようとする働き。
理想化・脱価値化	欲求不満を起こさせる対象を極端に貶め，価値のないものと見なす働き。一時は理想化された対象であっても，自分の期待どおりの保護や充足を与えてくれなければ，その価値は一挙に引き下げられる。理想化した相手が期待どおりでなかったという残念さや寂しさを感じないようにすることが目的でもある。
打ち消し	過去の思考・行為に伴う罪悪感や恥の感情を，それとは反対の意味を持つ思考ないしは行動によって打ち消そうとする働き。
知性化	・自分の感じたくない恐怖や不安を覆い隠すため，わざと知性的な難しい表現や言葉を使うことによって，つかみどころのない，あいまいな状態にする働き。不安や恐怖を現実のものと受け止めないようにして自分を守る。 ・自分のことや，満たされなかった欲求に対して，何かと理由をつけたりして正当化しようとする働き。 ・欲求や衝動などを直接的に満たしたり解放したりすることを避ける，または抑圧する代わりに，過度な知的活動をとったり，コントロールしたりする働き。抽象化して表現すること。

（辰野千寿（2007）：系統看護学講座 基礎6 心理学，第5版第16刷，医学書院などを参考に作成）

key word 🔒
過去の成功体験を引き出す

多いのです。

　①の「これまで上司（もしくは指導者）に指摘されて直せたことは何ですか」と質問をした後，少し考える時間を与えると，「直せたこと」がたくさん答えられたという人は，自分の足りない部分に関して向き合い，改善することができる人で，今後も成長が見込める人です。また，この①の質問は，「過去の成功体験を引き出す」というコーチングの質問テクニックでもあり，面接を受ける求職者の過度な緊張を解きほぐし，リラックスさせる効果もあります。

表2 認知のゆがみ

ゆがみの思考法	傾向	修正
1. 完璧主義思考	物事を正しいか間違っているか，白か黒か，全か無か，と極端に思考する。	0か1かのような極端な考え方をやめる。 二元論をやめる。
2. 過度の一般化	否定的なことが，いつも起きているかのように過度に一般化する。	「いいこと」があったことを思い出すようにする。
3. マイナス化思考	肯定的なことを否定する。	肯定的なことを認める。
4. 心の読みすぎ	あの人はこのように思っているに違いないと勝手に憶測する。	相手の気持ちを自分の考えで憶測しない。
5. 先読みの誤り	心配性の人は，物事を悪い方へ悪い方へと作り上げてしまう。	プラス思考。
6. 決めつけ	自分の気持ちと現実を，一緒のものと考える。	感情と現実を区別する。
	A＝Bと根拠なく決めつける。 XだからYと決めつける。	根拠なく決めつけない。
7. 「〜べき」思考	こうあるべきだと自分の考えを押しつける。	〜であるに越したことはないが，そうでないときもあると柔軟に考える。
8. レッテル貼り	自分や他の人の失敗があると，レッテルを貼って見てしまう。	レッテルを剥がす。
9. 個人化	すべてを自分の責任だと考えてしまう。	原因を冷静に分析してみる。

② 「認知のゆがみ」を見極める質問

② 「**養育者（両親や祖父母など）から教育されたこと（しつけられたこと）で，今でもよく思い出すことは何ですか**」

　この質問には，たとえば，「中途半端にするくらいなら，いっそのことしない方がいい」「時間は戻ってこない」とか，「時間に遅れる人はすべてを失う」「他人様に迷惑をかけるべきじゃない」とか，「自分のことを優先するのは冷たい人」などの答えが返ってきます。これは，「認知のゆがみ」（表2）の完璧主義や，過度の一般化や決めつけ，そして，「〜べき」思考が強く残っているかどうかを見極めるための質問です。

　過支配な家庭で育った人に，「〜べき」思考はよく定着しています。「〜べき」思考が強いと，勤務中にこの人の思うようにまわりのスタッフが動かなければ，この人自身が他のスタッフに対して過支配になってしまうことがよくあります。「中途半端にするくらいなら，いっそのことしない方がいい」などの思考が強いと，完璧主義的な傾向が出てきて，目標管理で順調にいかないと途中で投げ出してしまったり，「この病棟はレベルが低いから」とか，「この病院は全然ダメだから」「遅れているか

key word 🔒

過支配

ら無理」などの二元論的な発言で，周囲のスタッフのやる気を削いでしまったりすることもあります。

　また，「〜べき」思考が強かったり，完璧主義の傾向が強かったりするこうした人を「優秀なスタッフ」だと誤解して，主任などの役割を与えようと打診すると，「こんな病棟ではできません」とか，「このスタッフじゃ，自分が目指す病棟はできません」と，役割を取らなかったりします。

　完璧主義な人は，組織や管理職という役割に対して「はてしなく高い理想像」がすでに自分自身の中でできていることがあります。その高い理想像と現状の組織や人を比べて勝手に幻滅しているので，理想像へ到達できる勝算がなければ踏み込みません。

　また，この完璧主義は，時には自分自身にも向いてしまいます。こうした人は，自分に対してさえ常に「高い理想」からダメ出ししているので，いつも焦っていたり，フラストレーションを抱えてイライラしていたりと，感情が落ち着きません。皆さんの職場にも，「○○さんは，仕事はできるんだけど，感情の起伏が激しすぎてねえ……」と，こんなふうなスタッフが結構いるんじゃないでしょうか。

　「他人様に迷惑をかけるべきじゃない」「自分のことを優先するのは冷たい人」などのしつけを幼少期に強くされすぎると，自分のことは後回しにして，人の顔色ばかりをうかがう傾向が残ってしまいます。一見，人のことを優先できる優しい人に見えるのですが，「人の目が気になって発言できない」とか「嫌われるのが怖くて，部下の悪いところを注意することができない」など，しっかりと指導職の役割を果たせないのは，こうしたベースの考えを持っている人だったりします。

　これらの思考のクセは，「認知のゆがみ」と言い，幼少期からその人の言動のもとになっていて，成功体験や失敗体験によって，その考えがより強化されているので，なかなか変えることができません。

　私のところにもこうした思考のクセをなんとかしたい人がコーチングを受けに来ます。「感情で怒りたくないのに，ついついキツく言ってしまう」「注意したいのになかなか言えない」「いつも自分はこれでいいのかと不安になってしまって苦しい」といった葛藤を抱えて，それをどうにかしたいと，コーチングの門を叩きます。

　これら「〜したいのにできない」「〜したくないのにしてしまう」の葛藤は，「二重の輪のコーチング」*という上級テクニックを用いた聞き方でないと，なかなか解決ができません。私の会社の認定コーチでも，このスキルの活用には四苦八苦していますが，逆に，「二重の輪のコーチン

notes ★

★　詳しくは，前著を参照。

グ」で葛藤を統合できるコーチングのスキルがあれば，これらの思考のクセを持つ人を採用しても，グングン成長させることができるようになります（「二重の輪のコーチング」は，私の会社のコーチ認定における，最も難易度の高いテクニックです）。

③「新人あるある事例」にどう対処する人かを見抜く3つの質問

③「業務を教えてくれる先輩や上司の『やり方』がそれぞれの人でかなり違うというとき，あなたはどんなふうに解決しますか」

④「業務を教えてくれる先輩や上司の『物の言い方や指導の仕方が，かなりキツい』と思ったとき，あなたはどんなふうにとらえたり，どんなことを自分に言い聞かせたりしますか」

⑤「就職した初日に休憩室で『なんでこんな病院に来ちゃったの？』と，先輩に声を掛けられたとしたら，あなたはどんなふうにそのことをとらえますか」

point
新人が現場でよく経験しているような「あるある事例」の解決方法を聞き，言動の傾向を知る。

これらの質問は，新人がよく直面する「あるある事例」を，その人がどうとらえて解決しようとするかを引き出す質問です。

上記3つの状況のとき，「どんなふうにとらえて，どんなふうに動く人を採用したいのか」を，採用者側であらかじめ固めておくと効果的です。現場からも，人事部にリクエストとして，「とにかく前向きで元気な人を採用してください！」と申し入れるなどしてみましょう。

私は，コンサルタントとして院長などと共に採用面接に同席したりしますが，③の「業務の教え方が先輩・上司によって違うときにどうしますか」という質問には，「一通りいろいろなやり方を教えてもらった後で，教育担当者に相談し，指導を標準化してもらえるように動きます」というふうに答える人を採用したいと思っています。

④の「先輩・上司の言い方・指導の仕方がキツいと思ったときにどうとらえますか」や，⑤の「先輩から『どうしてこんな病院に？』と声を掛けられたときはどうしますか」という質問には，「師長さんや教育担当者に報告します」「こうした先輩や上司は『反面教師』ととらえて，自分はそうならないように気をつけます」と答えるような人を選びます。

また，④の質問には，新卒者なら，「『この先輩もキツいことを言われて育ってきたのかもしれない』とか，『仕事が早くできるようになろうと私を奮起させるためかもしれない』とか，自分に言い聞かせます」というような返答の人を，中途採用者なら，「自分はキツい言い方をする先輩にならないようにしようと思っています」「先輩や上司が指導者研修を受ける機会が増えれば，もっとよい職場風土を作ることができるかもしれ

ません」というように考える人がいいなと思います。

② 採用面接は最初の「キャリアコーチング」の機会

　人を採用するときは，病院などの組織の理念に照らし合わせ，その部署で「どんな人物を採用したいのか」「どんな言動をとる人に仲間になってほしいのか」を明確にして「質問のねらいや求める答え」を設定するのが大切です。それぞれの組織に特徴があり，課題も異なるので，その現場で本当に起こったこと，必要な言動，持っていてほしいマインドは違ってくると思います。いつの世も，「事件は現場で起きている」のですから（笑）。その組織に合ったオリジナルな採用時の質問を作ることが，よい人を採用するためのコツです。

　さらに，こんな視点も必要です。

　ある病院で，看護師の採用面接に同席したときのことです。そこの面接官はどこかでコーチング的なことを学んだようで，終始，「5年後にはどうなりたいか」「どのようなキャリアを積みたいのか」「あなたの強みはどこか」などをしきりに聞いていました。でも，このような「オープンクエスチョン」（第1章の①を参照）は，考えるのにとても時間がかかります。私たちだって，聞かれてもすぐに答えることはできませんよね。

　面接にも結構，時間がかかります。なので，特にこれらのような「オープンすぎるクエスチョン」を面接当日にするのは，実はとても非効率的です。こうした内容はエントリーシートに盛り込んでおき，求職者が事前に記入し，持参できるようにするといいのです。面接時間が短縮できるからです。

　それに，「5年後にはどうなりたいか」などの質問への答えは，今後の人生のためにも，じっくり考えをまとめておいた方が，本人のためにもなります。

　事前に十分に時間をかけて考えさせ，面接に臨ませることは，「面接の心構え」をつけさせる効果もありますし，紙面で「キャリアコーチング」をすることにもなるので，一石二鳥です。コーチングの知識を採用時の質問に反映させるのはいいことですが，どのくらいのチャンク（第2章の②を参照）の質問で，返答にどのくらいの時間がかかるのかを想定していないと，逆効果になってしまいます。

2 退職を引き留めない方がよいこともある

1 内罰的な管理職＋外罰的なスタッフが停滞組織を作る

　自分が勤める病院や他のスタッフの悪口や不平不満ばかりを言って周囲のモチベーションを下げる──そんなスタッフがいるために，よい人が辞めてしまうことがあります。ここでは，こうした理由で離職率が高い職場環境を生み出してしまう要因について考えてみましょう。

① 内罰的な人・外罰的な人とは

　「外罰的な人」とは，先ほど紹介したような，「すべて自分以外の人や出来事が悪い」と「他責」で考える人のことです。こういう人は，勤務先や同僚の悪口，不平不満をバラまきます。

　一方，「内罰的な人」とは，ストレスがかかったときに「すべて自分が悪い」と自分を責めてしまう傾向の強い人のことを言います。

　人間には，ストレスがかかったとき，無意識で自分を守る仕組みが自分自身の体に標準装備されています。それは，表1で示した「防衛機制」や「適応機制」と言われるものです。

　たとえば，新人が「ここの教育システムに自分は合わない」と退職したとします。このことで，その新人の職場内研修（OJT）を担当した人がストレスを抱え，「新人が辞めたのは自分の指導がよくないせいだ」とか，「もっと自分が親身になってさえいれば，辞めなかったのかも」と新人が退職したことを自分自身のせいだと思いすぎるようなことを「内罰的機制」と呼びます。

　優しい人に多いこの内罰的機制は，特に看護師をはじめ，医療者がよく使う機制の一つです。新人がミスしたときも「もっと私が注意しておけばよかったんです」とか，「私の教え方があいまいだったから新人が迷ったんです」とか，すべての責任を背負ってくれる天使みたいな先輩。でも，行きすぎると「内罰的でストレスに弱い人」になってしまうことがあります。

② 問題行動の多いスタッフや接遇の悪いスタッフを注意できない管理職

　教わる側からすれば，内罰的な人は，何かあったときに他人のせいにせず，全部自分が悪かったと引き受けてくれるので，とても優しくて憧れの対象かもしれません。しかし，内罰的な人が問題の解決能力が高いかと言うと，そうでもありません。自分を責めることにエネルギーと時

間を使いすぎているので，問題を解決するだけの力が残っていないことがほとんどです。また，それ以上の負荷がかかるとメンタル不調を訴えたりすることが多いのも内罰的な人です。

「注意したいけど，なかなかできない」。こうした人が管理職という病棟では，学校で言うところの「学級崩壊」が起きていることが多いです。病棟の「学級崩壊」とは，病院や他のスタッフの悪口や不平不満ばかりを言って周囲のモチベーションを下げる「外罰的」なスタッフを誰も注意せずに放置した結果，よいスタッフが辞め，離職率が高くなり，メンタル不調で休職するスタッフが続出する状態です。

外罰的なスタッフのやりたい放題で無法地帯の病棟。必要以上に自分を責めすぎる人は外罰的な人をビシッと注意できないので，〈内罰的な管理職＋外罰的なスタッフ＝病棟崩壊〉という構図になりやすいのです。役職がついたらやはり，「自分だけを責め続ける」思考のクセを手放し，「注意したいけど，なかなかできない」から脱皮する必要があります。

③「どうせここは変わらない」──外罰的なスタッフを注意しなければ，よいスタッフが辞めて行く

窓の割られた車を1台放置していると，その近隣ではたちまち凶悪犯罪が増加すると言われ，これを「ブロークンウインドウズ現象」と呼びます。また，ある実験では，家の郵便受けの周辺に落書きがあったり，ゴミが捨ててあったりすると，その郵便受けから郵便物が盗まれる割合が格段に高くなるという結果が出ました。ゴミや落書きが放置された環境は，節度ある大人を泥棒に豹変させてしまいます。でも，この環境を変えようと，周囲を徹底的にきれいに掃除すると，窃盗はなくなっていくそうです。ほかにも，落書きや花火の打ち上げの跡を放置すると，通りすがりの人もこぞって同様の行為をしてしまうという調査結果もあります。

なぜ，こうした連鎖は起こるのでしょうか。自分に置き換えて考えてみましょう。近所の家の前に窓ガラスが壊されたままの車が放置されているとすると，「皆，見て見ぬふりだ。ここではいざというとき，誰も助けてはくれないだろうな」と不安な気持ちになるのではないでしょうか。不安や恐怖が募ると自己防衛本能が働き，交感神経がピリピリとし始め，それが高じると，人は暴力的になっていくのではないかと推測されています。

人は，急激なストレスよりも，弱くとも長いストレス（この場合は社会的放置）に敏感にできていると言われ，放置（ネグレクト）が人を攻

撃的にしていくとも考えられています。よくない言動のスタッフを注意しないということは，その他の健全なスタッフへの放置（ネグレクト）であるとも言えるでしょう。

「この病棟の上司は，よくない言動のスタッフをしっかりと注意してくれる」と感じると，上司への信頼も厚くなり，だんだんと組織風土もよくなっていきます。すると，「この病棟は変わらない」と未来に希望を失って，よいスタッフが辞めて行く（「未来傾斜原理」と言います）という最悪のパターンに陥らなくて済みます。よくないスタッフを注意するのは，やはり役職のついた人が望ましいです。しっかりとした上司の采配に部下はついて行きたいと思うものだからです。自分は内罰的だと思う方には，ぜひ，「言いたいけど言えない自分」から脱却していただきたいと思います。

④ あまりにも外罰的なスタッフは退職を引き留めない方がよい

よいスタッフに辞められてしまうくらいなら，外罰的な人には早く辞めてもらってもいいわけですが，「人手が足りない今，こんな人でも辞められたら業務が回らない」と，つい，「今，あなたに辞められるのは困るのよ」と言ってしまいます。引き留められた外罰的スタッフは，自分を肯定されたと勘違いし，その後も声高に病院の悪口や病院から受けた「被害」（給料が安いとか，条件が悪いとか）を訴え続けます。すると，「病院被害者の会」が出来上がり，そのメンバーはどんどん増えます。

「被害者の会」のメンバー（外罰的なスタッフたち）が増えるとどうなるでしょうか。メンバーと一緒に悪口を言わなければ，「あなたは『病院側』なんだね」と見なされ，その場にいづらくなります。ナースステーションで「被害者の会」の面々が盛り上がって話しているときに，一緒に悪口を言わない人が入って来ると，一瞬で「シーン」となったり，「やめよ，やめよ！　『病院側』が来たから」と軽い「仲間外し」（パワハラの一種です★）のようなことが起こったりします。そうして外罰的な人たちと「最低限の調和」をするために，日常会話が悪口ばかりになり，病院への不平不満が飛び交う，悪しき風土が出来上がっていきます。

⑤ とは言え，外罰的なスタッフにも成長のチャンスを！──「罪を犯させない」という愛情で感化する

私は高校教諭のとき，長く生徒指導課にいました。カンニングや万引き，暴力などの問題行動を起こした生徒を更生させる課で，停学や謹慎で反省を促し，クラスに戻すという役回りです。停学や謹慎となった直

notes ⭐

★　厚生労働省「職場のいじめ・嫌がらせ問題に関する円卓会議」による「職場のパワーハラスメントの予防・解決に向けた提言」で示されたパワーハラスメントの6つの行動類型の一つ。前著p.47-53を参照。

後の生徒はまだ反省していないことが多く，「なぜ，○○さんも同じことをやっているのに，自分だけうるさく言われるのか」という被害者意識があったりもします。そこからさまざまなことを教えたり，本を読ませて公共心を養ったりしながら向き合い，反省を促していきます。

長い間，こうした生徒を見てきて思うことは，ほとんどの生徒は，1回，謹慎処分を受けると，更生に向かうということです。謹慎は，お仕置きという意味だけではなく，「これ以上，悪いことをさせない」ための抑止力となるのです。

人間はストレスに弱く，ラクを好む生き物ですから，いい大人であるわれわれも易きに流れてしまうことがよくありますよね。そこに，「よくないことはよくない。やめなさい」と，ビシッと注意する姿勢の管理職がいると，ふと我に返ることができます。

自分の病院の悪口や他のスタッフへの不平不満を表に出すのがなぜ悪いのかと言うと，「公共の福祉に反するから」です。そんなことを聞いて楽しく思うのは，よほど心がやさぐれている人か，意地悪な人しかいません。たいていのスタッフは，心穏やかに過ごしたいものなのです。でも，外罰的スタッフに「全く発言するな」というのもフラストレーションが溜まるでしょうから，悪口，不平不満という段階から，改善点に昇華し，発言するようにリードすることをおすすめします。

表3は，私が教育支援先で活用している「停滞組織診断チェックシート」です。これは，当てはまると思うよくない項目にチェックマークをつけてもらい，さらにどう改善していくかを記入するものです。もともとは管理職研修で課題として用いているものですが，不平不満の多い部署には，休憩室の壁に貼っておいてもらうこともあります。

〈不平不満 ⇒ では，どう改善するか〉という思考パターンを習慣化するときに役に立ちます。

外罰的なスタッフも，医療者ですので，本当は優しいとか真面目だとか，正義感が強いとか情に厚いとか，よいところもたくさんあることでしょう。そういったよい部分を引き出していくのも愛情です。「部下を傷つけるかもしれないから言えない」という側面ももちろんあるでしょうが，一方でそれは，相手への愛の不足かもしれないという見方もできるでしょう。

内罰的な人は，意識を自分にばかり集中させず，相手に向けていくことが大事です。「注意するということは，相手のよいところを引き出すための方便」と自分自身に言い聞かせ，上司の役割をきちんと担っていくと，いつの間にかいい空気が流れ，理想の環境となっていきます。「よく

point
悪口や不平不満は職場の改善点に昇華することが有効。

point
注意できないのは，相手への愛の不足とも言える。注意することは，相手のよいところを引き出す方便ととらえよう。

表3 停滞組織診断チェックシート

「　　　」の停滞組織診断チェックシート

1 □　不信やあきらめが蔓延している。
2 □　やらされ感・被害者意識が強く，仕事を楽しもうという雰囲気がない。
3 □　あいさつがなく，勢いがない。
4 □　承認（ほめる，認める）が少ない。
5 □　仕事を先送りにしたり，「忙しい」という理由で納期を決めない傾向にある。
6 □　何かにつけて「難しい」と言う傾向にある。
7 □　新しいことに対する反発が強い。
8 □　想像の枠を超えるゴールを設けることに批判的である。
9 □　言い訳（できない理由）が多い。
10 □　ゴールが設けられていない。
11 □　会議等の遅刻や退席が多い。
12 □　責任を取ろうとする人がいない。
13 □　リーダーがネガティブ思考である。
14 □　リーダーが部下からのフィードバックを極端に恐れている。
15 □　リーダーが部下からの提案を放置する。
16 □　仕事に関係のない「どうでもいい話」が多い。
17 □　自分の所属する組織を悪く言う。
18 □　自分の組織を愛していない。

※「　　　」には，施設名や部署名を記入し，当てはまると思う項目をチェックする。
※チェックした項目について，どうやって改善していきたいかを書き出し，自分の課題とする。

なっていく」――そう信じて力強く進んで行くのが，管理職のあり方でもあります。これは，新人の指導者にも言えることです。

② 組織に定着する人としない人との違いとは

① 組織の問題を自分の範疇ととらえられるか否か

　私は仕事柄，看護師さんをはじめ，たくさんの医療者の方々と関わります。特に，組織の要として活躍している人たちは，時に「人が全然足りない，時間外が多すぎる」と組織への不満も口にしますが，たいていは自己効力感により輝いています。

　こうした人たちは，「患者中心の看護がしたい」という理想と現実のギャップをなんとか小さくしようと行動しますが，それに対し，組織に定着しない人は，ギャップを埋めようとはせず，病院の悪口を言うだけという行動で止まります。そして，「本当の看護」を探し求めて病院を転々とすることもあります。

　組織の要としてギャップを埋める行動をとる人は，「問題は自分の範疇にあり，解決できるもの」と思っていて，病院を転々とする人は，「問

題は自分の外側にあって，解決できないもの」と思っています（外罰的スタッフ）。

「問題は自分の外側にある」と考えれば，「自分にはどうすることもできないこと」なので，何も行動しません。そして，こんな組織に偶然，来てしまった自分が不憫で不憫でならないので，同じように不幸な仲間を探そうと，病院の悪口をしきりに言います。すると，「自称・不幸」な仲間が見つかって，「やっぱりこの病院がおかしいんだよね（私たちはおかしくないよね）」と盛り上がり，「自分だけが不幸じゃなくてよかった」と最低限の調和を得て安心するようになります。

「自分は悪くない」「自分の外側に原因（罪）があるのだ」とする，つまり，外罰的な人たちによれば，自分以外の何者かが悪いのですから，自らの立ち位置は一瞬にして「被害者」となります。そして，「ここは自分の理想と合わない組織だ」として，結局は辞めて行くわけです。

② 「出戻り率」を上げるのも一手──しっかりとマネジメントできれば，人が増えてくる

一番よくないのは，外罰的な言動をする人を管理職が注意しないこと。これが続くと，**1**で解説したように，「こんな人を注意しないなんて，ここはもっと悪くなっていくだろう」と，部署や組織に希望を失い，「よいスタッフが辞めて行く」という最悪のことが起こります。

とは言え，今現在，外罰的な人が全くいないというところはないでしょう。ですからまずは，外罰的言動をしっかりと注意し，そのスタッフに言動の改善を求めましょう。そのようにして，よいスタッフが辞めるのを防ぎながら，採用面接では，「外罰的な防衛をせず，組織の課題を自分事として改善できる人」かどうかを見極め，自発的に問題解決ができる人を採用し，よい人を増やします。

外罰的な人かどうかを見抜くには，**1**でご紹介したように，ストレス場面を想定し，「そこであなたはどう考え，どう対処しますか」という質問をします。また，「自分の発している刺激はポジティブなものが多いか，ネガティブなものが多いか」を診断する「ストロークチェック」というツールもおすすめです（図1）。

80の質問に答えると一瞬で自動的に棒グラフができ，ポジティブストロークとネガティブストロークの割合などがわかるようになっています。私はこれを，教育支援先で管理職や指導職のフィードバックに活用したりしています。このチェックで，「ネガティブストロークを与える」という項目が高く，「ネガティブストロークを与えるのを拒む」という項

point 📍
「自分は悪くない」という外罰的言動のスタッフを注意しなければ，よいスタッフが辞めて行く。

point 📍
採用面接では，外罰的な人を見抜く質の高い質問が重要。

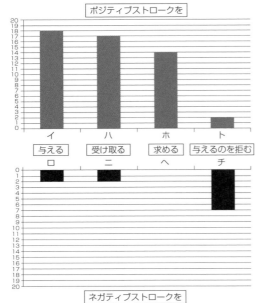

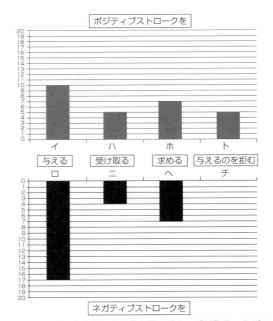

あなたは，人のよいところによく気がつき，ほめることを躊躇しない性格です。自分自身のよいところを認める力もあり，他者からの承認の言葉も素直に受け取ることができる，明るく愛されるキャラクターです。あなたが指導職などの職位についていなければ，この棒グラフの値はこれでよいのですが，指導職や管理職といった役割についたときは，部下や後輩を注意できないといったことで悩むかもしれません。長所伸展で人を育てることはとてもいいことですが，信頼関係のある上司や先輩からしっかりと課題をフィードバックされることは，成長に関してとても大切なことでもあります。ネガティブストロークを与える項目の数値が低いのと，与えるのを拒む項目の数値が高いことがそれらを表しています。長所伸展・短所是正の精神でほめたり，注意したりによって人は育つものです。役職について注意する役割を取らないと，まわりのスタッフが注意する役割を担うようになってきます。あなたが師長や科長といった立場で，主任の物の言い方などが強すぎるといった場合，自分自身が他のスタッフをしっかりと注意することができているかを振り返ってみましょう。あなたの役割を肩代わりして強くなっているということもありえますよ。

あなたは，人の忠告やほめ言葉を拒否せず，受け取ることができているようです。ほめられることは受け取っても，注意は受け取りたくないという人が多い中，この傾向は客観的で，あなたの長所と言えます。しかし，あなたはポジティブな言葉よりネガティブな言葉や表現が多いようです。ネガティブな言葉を与えるのを拒むという項目が0点なのは非常に珍しく，あなたとしては悪気がなく，むしろ相手のために忠告してあげているようなことが，相手には非常にネガティブに響いている可能性が高いです。今後は物事を言った後，相手の表情がどうなっているか（強張っていないか，悲しそうな顔をしていないか）を観察するとよいでしょう。また，ポジティブストロークを与えるのを拒む傾向が強いので，あまり人をほめる習慣がないかもしれません。むしろあなたは厳しく育ってきて，ほめると調子に乗ってしまうなどの恐れがあり，自分へも他人へも積極的にいいところをほめたりするということをためらっているのかもしれません。「もっと自分のいいところを認めて，他人のいいところをほめていいのだ」と自分を楽にしてあげましょう。あなたが職業人として勤めているなら，他の人たちとこの結果を比べてみるのも，自己理解が深まるよい方法です。

図1 ストロークチェックシート：注意しなさすぎの人（左）と注意しすぎの人（右）

目が低ければ，その人は外罰的傾向が強いと予想できます。

　管理職として，離職率を下げようと奮闘していると，前に辞めたスタッフがさまざまな病院を転々とするうちに，「青い鳥は近くにいた」と気づき，戻って来たりして，結果として人が増えたりするものです。

　退職した職場の「その後」は，とても気になるものです。だから退職後に昔の同僚に会うと，「その後，病棟どう？　○○さんたち（外罰的スタッフ）は相変わらずでしょ？」と現状をたずねたりします。そのときに「○○さんはA病棟に異動。△△さんは部長に呼び出されてキツく言

われてから今はおとなしい。人も結構，入って来て，うちの病棟も変わってきたよ」なんて聞くと，「○○さんたちのことが嫌だっただけで，ほかのスタッフや病院の方針自体はいいんだよね」と思って辞めて行った人などは，多少のきっかけがあれば戻って来たりします。

　こうしたやりとりを，偶然に任せるのではなく，戦略的に起こすこともできます。たとえば，退職した□□さんと仲のよかったスタッフに「□□さん，その後どう？　元気にしてる？　病棟の雰囲気も変わってきたから戻っておいでって師長が言ってるよと声を掛けておいてね」と伝えておくのです。退職の際，多くの人は事を荒立てたくないので，無難な表向きの理由を言って辞めて行くものですが，「実は○○さんたちさえいなくなればいい部署なのに」というのが本音だったりもします。こうした気持ちで退職したスタッフには折に触れて連絡を取ることで「出戻り」を促すことができます。「出戻りのスタッフ」でプロジェクトチームを編成し，「組織のよいところを再認識させる」取り組みを活発に行っている組織もあります。

● Column 2 ●
「なぜ」でなく「何」で始める

「負のスパイラル」に陥っていませんか？

　「何度も同じことばっかり書いて大変。しかも，本当に必要かどうかわからないけど，決まりだから仕方ないか……」。患者さんの薬の確認に時間がかかって負担に感じていても，そうやってなんとか自分をなだめる。

　「リハビリ開始時間があいまいだと，患者さんからよく苦情を言われるけど，他部署も関わっていることだし，改善は無理だよなあ……」と，あきらめる。

　こんなふうに自分の本心を押さえつけてばかりいると，不満が募って，職場のあらゆるところに問題点を見つけてしまうようになります。時に，「引き寄せの法則」などと言われますが，人は，そのときの心境に近いものに焦点を合わせる傾向があります。そのため，問題点を認識してイヤ～な気分になっているときは，さらに問題点を発見してしまいがちになります。

　不平不満ばかり言っているスタッフには常にアンラッキーがつきまとい，「うちの病院はホントに恵まれているんです」と，感謝が多いスタッフには常にラッキーなことが起こる。両者の違いは，一体，何なのでしょうか。

課題をどうとらえるかで，引き寄せる未来は変わる

　私が教育支援で関わっている組織の一つ，竜操整形外科病院（岡山県岡山市）では，品質管理（quality control）を目的とした「QC活動」を長年にわたって続けています。

　ある病棟の看護師さんのサークル「ホワイトピーチ」では，「薬剤の確認処理の簡素化」をテーマとした改善活動を実施しました。結果，7項目もの業務を「断捨離」（廃止）することに成功。業務にかかる時間を48分も短縮することができました。48分を1時間と考え，看護師10人分の作業時間を短縮したとすると，1日に18,000円の経費削減（看護師の時給を1,800円として換算）。月に換算すれば，約54万円もの貢献金額を生みますから，経営的にも素晴らしい改善活動となりました。

　リハビリテーション科の「リノベーションサークル」は「患者のリハ開始時間を決めよう！」をテーマに活動。リハビリの時間を決められないのは，外来の時間がわからないこと，処置や入浴時間を把握できていないこと，マニュアルがないことなどが要因だったため，外来・病棟・リハビリの各部署で対策を立案し，実施しました。活動前の患者満足度調査では，リハビリの時間調整に不満がある患者さんが11％でしたが，活動後は3％へと大幅に減少し，こちらも見事な改善活動になりました。

　こんな考え方があるのかと驚いたのは，総務部の「新ほうれんそうサークル」の「組織における掲示物環境の質向上」への取り組みです。私はいろいろな組織にお邪魔するのですが，院内を歩いていて，何かすっきりしているところと乱雑な感じのするところがあるものだなと思っていました。何が原因なのかがわからなかったのですが，このサークルの取り組みを聞いて，「掲示物の統一性」の大切さに気づかされました。紙や文字の大きさ，あるいはレイアウトの違う掲示物がバラバラに貼ってあると乱雑な印象を受けるのだそうです。活動前の，職員・患者さんへの掲示物に対する満足度調査は3.1点（5点満点）でしたが，掲示物作成の決まりや基本フォーマットを作り，管理マニュアルを作成するなどの活動をしたところ，3.8点へと向上。魅力あるすっきりとした掲示板へと生まれ変わりました。

　ご紹介したのは，いずれも，病院の課題としてよくあがるものですが，それを「問題点」として見るか「改善点」として見るかでは全く違う未来を引き寄せます。調査・研究には非常に多くの時間を費やすため，人手が足りない組織で続けていくのは困難でしょう。しかし，「組織のここが悪い」「上司の采配がよくない」と嘆いても，何も解決しません。嘆くことに時間を使うなら，解決に向けて一歩進むのが前向きな姿勢ではないでしょうか。

問題をリソースに変える

看護教員の最大の悩みは，「時間が足りない」こと。看護教員には，授業の準備，テストの作成・評価，何百ページにも及ぶ実習記録物の評価にレポート添削，休日返上で行う国家試験対策など，持ち帰りの仕事が多く，「時間が足りない」と多くの方々が頭を悩ませています★。病院勤務のような，患者の急変や入退院の多さなどによる忙しさではなく，どこからが仕事でどこからが休みなのかという境がなくなってしまうという，忙しさの質の違いもあります。医療の細分化はもとより，患者さんには何でも同意書をいただかなくては実習ができない世の中になり，学生の技術を教員が見ることも難しくなっているのに，評価は正当にしなければならないという重圧もあります。

神戸看護専門学校でも，同様のことで悩んでおられました。ご相談を受けたとき，私は「時間の余裕を生むためにできることは何ですか」「どんなふうに，何を強みにしていかれますか」と質問しました。つまり，「この問題をどうリソースに変えていけるか」とたずねたのです。すると，学校長は，「ICT の導入で乗り切りたい」と言われました。

COVID-19 感染拡大を受けて，2020 年以降は，導入するところも増えましたが，同校では，それ以前から，学生用に電子書籍の入ったタブレットを購入していました。学校長には，「もっと授業評価に使ったり，動画で実技試験をしたり，タブレットで作成したテストをタブレット内で評価したりしたい。とにかくこれを使いこなして教員の労力を減らし，楽しく教育活動をしてもらいたい」「多様化する学生にも，講義が面白い，看護って面白いと思ってもらいたい。そして看護技術に自信を持たせて卒業させたい」との思いもありました。「IT は苦手だけど，学生と教員のために使いこなしたい」——学校長のこの熱い思いに応えたいと，私は教育支援させていただくことになりました。

先生方は，機械が苦手でタブレットの起動もままならない……というところからの始まりでしたが，やがて，タブレットで先生方の看護技術のデモンストレーションを撮影し教材化したものを使って，学生に予習をさせるまでになりました。さらに，学生にも自分が行った清潔ケアなどの技術の動画をタブレットで撮影して提出させ，それを評価することで実技試験の代わりにするといったことまでできるようになりました。

そして，スマートフォンを使って双方向の講義をするといった最先端の ICT 教育も導入し，講義中にその場で理解度を確認するアンケートや小テストをしてタイムリーに授業評価をしたり，レポート提出をさせたりもしました。この方法で，難しい問題（代理懐胎や人工妊娠中絶）についてのディベート講義を行ったところ，新人の教員でも学生にとても

notes ★

★ 奥山美奈（2014-2015）：新任看護教員はなぜ去ったのか（連載）．看護展望, 39 (13)–40 (14).

point

「この問題をどうリソースに変えていけるか」を考える。

深く考えさせる，質の高い講義をすることができました。おとなしくて，普段はなかなか発言のできない学生も，携帯電話でならたくさん意見を打ち込めたりします。道具一つでいろいろなタイプの学生の「考える」を応援できるようになっただけでなく，教員の労力も大幅に省くことにつながりました。

改善点を考えて一歩を進める

　ご紹介した事例を通して改めて思うのは，うまくいかない理由を探して不満を募らせるより，「何があれば改善できるのか」を考え，とにかく一歩を進めることの大切さと，「時間が足りない」ではなく，「何があれば変えていけるか」に焦点を合わせていくことの重要性です。

　忙しい日常では，つい問題点に目が行き，グチっぽくなってしまうこともよくあります。確かにそれも，一時的な心のコーピング（第3章の**3**の行動19を参照）としては役に立つ面もあるでしょう。でも，自分の言葉は自分が一番よく聞いていますので，自分の発した言葉でモチベーションを下げることも多々あります。ですから，長期的に考えると，不平不満を言い続けるのはよいコーピングとは言えないでしょう。時にはスタッフ同士で大いに職場のグチを言い合って，ストレスを発散するのもいいですが，気持ちの整理がついたなら，「さて，何をどうしていこうか」と一歩を進める組織の風土を作っていきたいものです。神戸看護専門学校のICT化へのチャレンジは，こうしたプラスの「マインドセット」を教えてくれたと思います。

3 「熱い」スタッフが辞めない組織を作るには

1 組織風土と働く充実感の関係

　ここでは，少し視点を変えて，個人の働くことへの充実感と組織風土との関係性を「湯加減」にたとえた研究★をもとに，やる気のある人がきちんと活躍でき，よい人が辞めない職場の作り方を考えてみることにしましょう。経営学を専門とされる高橋伸夫氏のこの研究は精度が高く，組織の現状を把握し，課題を解決する上でとても参考になります。皆さんの教える新人が組織に定着するにはどんな改善が必要なのかを考える機会にしていただければと思います。

　図2が，その研究論文で示されている，「湯加減図」です。横軸が，その組織の「温度」（システム温），縦軸が，そこで働く人の「体温」を表

point 📍
うまくいかない理由を探すのではなく，「何があれば改善できるのか」を，たとえば，「なぜ時間が足りないか」ではなく，「何があれば時間が生まれるか」を考える。

notes ★
★ 高橋伸夫（2003）：ぬるま湯的体質の研究が出来るまで―叩かれることで目覚める―．赤門マネジメント・レビュー，2 (6)：247-278. 〈https://doi.org/10.14955/amr.020602〉[2022.8.10]

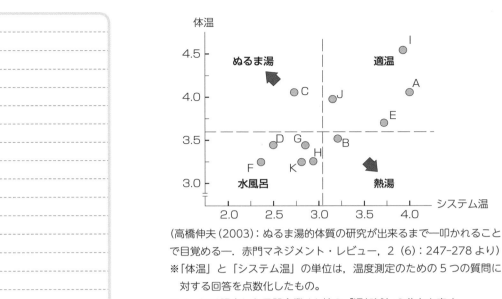

(高橋伸夫 (2003)：ぬるま湯的体質の研究が出来るまで―叩かれることで目覚める―. 赤門マネジメント・レビュー，2 (6)：247-278 より)

※「体温」と「システム温」の単位は，温度測定のための 5 つの質問に対する回答を点数化したもの。

※ A～K は調査した民間企業 11 社の「湯加減」の分布を表す。

図2 湯加減図 （1987 年調査；破線は平均値）

しています。

　仕事に燃えて現状を打破し，いろいろなことを改革していこうとする気持ちの強い人は「体温が高い人」（以下，ここでは「熱い人」と言います）で，縦軸の上の方に位置します。そうした人たちにとっては，それに見合った組織の温度（システム温）がないとき，そこを「ぬるま湯」と感じます（図中 C 社）。

　逆に，仕事に燃えておらず，給料分しか働きたくないという人（以下，ここでは「冷たい人」と言います）が，温度の低い組織（変化が少ない組織）にいるときは，その組織の状態は「水風呂」なのだそうです（図中 F 社）。

　働いている人が熱くない（仕事に燃えてもいないし，現状を打破しようともしない）のに組織の温度だけがやたらに高い（異動や昇進，新規プロジェクトが多く，新人も中途採用も次々に入って来るなど，変化性向が大きい）状態は，働く人にとって「熱湯」。ここに当てはまると，高離職率で，そのままでは組織の低迷と崩壊をもたらすそうなのです（図中 B 社）。

　働く人の体温と組織の温度の両者が高い状態は「適温」とされ，人も組織も変化性向が大きく，一体となって変化することを指向しています（図中 I 社）。

　これを病院に置き換えてみると，「熱い人」とは，「患者さんのためにもっとこうしてあげたい」と，寝る間も惜しんで「いい看護をしよう，

医療の質を高めよう」と頑張る人のことを指します。たとえば，朝から急変でバタバタしているのに，午後にちょっとでも時間ができると「あっ，今なら○○さんの洗髪できそう」と，すぐに患者さんのところに行くような人。ようやくもらったリフレッシュ休暇も学会参加で使うような人です。いつも患者さんのことを中心に考える，看護師の鑑(かがみ)のような人がよくいますね。私もかつて病院に勤務する看護師でしたが，こんな先輩が何人かいて，尊敬していました。今も教育支援先でこうした熱いスタッフに関わることができ，その方々の力強い言葉に，「よし，私も頑張ろう」と，エネルギーをたくさんもらっています。

でも，こうした，倫理観が高く，現状に甘えず「もっとやらなきゃ」と思う熱い人は，その分，所属する組織の現状を「まだまだ『ぬるま湯』だ」と不満に感じているということも，アンケート調査（ニックネーム「ぬるま湯診断」です）をしてみたところわかりました。

② 体温とシステム温をどう測るか

表4は，この研究における体温とシステム温を測るために作成された質問文です。

システム温を問う質問では，チャレンジする風土があるかどうか，高い業績を上げた人が昇進するような変化があるかどうか，個性を発揮するより組織風土に染まることを求められるかどうかなど，組織の変化性向を聞いています。

体温を問う質問では，問題意識を持って改善をしているか，従来のや

表4 体感温度測定尺度

システム温	① 仕事上の個人の業績，貢献度の高い人は，昇進，昇格あるいは昇給などを確実に果たしている。
	② 失敗をしながらでも業績を上げていくよりは，失敗をしないで過ごした方が評価されると思う。
	③ 新しい仕事にチャレンジしていこうという雰囲気がある。
	④ 個性を発揮するよりも，組織風土に染まることを求められる。
	⑤ 目標達成に向けて競争的雰囲気がある。
体温	① 自分の仕事については，人並みの仕事のやり方では満足せずに，常に問題意識を持って取り組み，改善するように心掛けている。
	② 従来のやり方・先例にこだわらずに仕事をしている。
	③ 必要な仕事はセクションにとらわれずに積極的に行っている。
	④ 自分の実力は他の会社でも十分通用すると思う。
	⑤ 上司がこうだと言えば，自分に反対意見があっても素直に従う。

（高橋伸夫（2003）：ぬるま湯的体質の研究が出来るまで―叩かれることで目覚める―. 赤門マネジメント・レビュー，2（6）：247-278 により作成）

り方や先例にとらわれない仕事をしているかなど，「どのくらい仕事に燃え，改善しながら進んでいるか」を測っています。

私はこれを，教育支援先で実施する部署アンケートとして参考にしています*。そしてその結果を，たとえば，「○病棟は，仕事が大変でついて行けない，辞めたいと思っている（「熱湯」だと感じている）人が5人いて，対処が必要。△病棟は，スタッフは『忙しい，忙しい』と言うけれど『ぬるま湯』だと感じている人が7人もいるので，看護研究を推進しても大丈夫でしょう」といった具合に，フィードバックに活かしています。

ある組織でこのアンケートを行ったときのこと。病棟の介護スタッフが自組織を「ぬるま湯」と感じているとの結果が出ました。看護補助者の業務もこなす彼らはとても忙しいはずなのに，なぜ結果が「ぬるま湯」なのか，私は不思議に思いました。

後日，そのスタッフらと面談し，思いを聞くと，「レクリエーションが少ないこの組織の仕事は『ぬるい』。本当はもっとレクをやらなければ，よい介護とは言えない。看護補助者の業務は，自分たちの本来の仕事ではありません。『看護補助者』とは呼ばれたくない。私たちのことは『ケアワーカー』と呼んでほしいです」という答えが返ってきました。この言葉で，このスタッフは，利用者の健康や生活を支えるような本当の介護がしたいという気持ちが強い「熱い人」なのだとわかりました。すぐに私はレクリエーションを増やすことを提案させてもらい，この組織は週に1回のレクリエーションが当たり前というような風土に変わっています。

最初に話を聞いたときには，正直，驚きました。介護スタッフにとってレクリエーションは，準備から実施までものすごい業務量となるので，介護スタッフがここまで「やってあげたい。それが本当の介護だ」と思っていると，私は想像していなかったからです。改めて，医療や介護に従事する人たちって素晴らしいと思いました。1年後にその組織で取ったアンケートでは，自組織は「ぬるま湯」だと答える介護スタッフは激減し，「適温」との回答が増えていました。このように，適切に組織の温度を上げていき，よりよい仕事をしようとする質の高い人が充実感を感じて働ける風土に改善していきたいものです。

3 熱い人の「本当はよい考え」を冷たい「水風呂スタッフ」が潰す

たとえば，熱いスタッフが「安全管理対策を見直そう」「接遇改善のためアンケートを聴取しよう」と提案したりすることを，水風呂に浸かっ

notes ★

★ アンケートは携帯電話からも回答できるように作成してあり，無料で公開している。お問い合わせは，TNサクセスコーチングまで。
info@tn-succ.biz

ていたい冷たいスタッフは「正直，ウザい」と感じます。冷たいスタッフは，現状を何も変えたくないので「今までどおり」を主張します。「今のやり方でも問題は起きていない。なんでやり方を変えなきゃならないの？」「アンケートなんて，提案している人か接遇委員会で勝手に取ればいいでしょ」が彼らの本音。

冷たいスタッフの比率が高い病棟なら，「こんなに忙しいのに何言ってんの?!」と，熱いスタッフの意見は一瞬で叩き潰されることでしょう。そして，熱いスタッフは，「本当の看護」ができそうな病院を求めて去って行きます。こうして，「よい人が辞めて行く現象」が起こります。

point📍
現状に甘えず頑張る「熱い人」は，組織の現状を「ぬるま湯」だと感じていることがある。管理職は，「熱い人」が「適温」に感じるような組織に改革していくことが重要。働く充実感と組織風土の関係性を分析し，業務改善に活用しよう。

ここで重要になるのはやはり，「忙しいけど，患者さんのために改善していこう！」と，管理職が組織の温度を上げる（変化を起こす）ことです。組織の温度を上げること（改善する，アンケートを取るなど）ができれば，熱いスタッフが「適温」に感じる組織を作ることができます。改善を図っていくと，給料分しか仕事をしたくない冷たいスタッフは，最初のうちは辞めて行きます。でも，代わりに冷たいスタッフの中で怖くて意見を言えなかった「本当は熱いスタッフ」が，そこでやりがいを感じるようになり，しだいによい組織，つまり「適温」の人が多い組織になっていきます。

冷たい水風呂スタッフの主張ばかりを擁護し，変化を起こさずにいると，冷たいスタッフ率はどんどん上がっていきます。「出ると寒いな」と，ぬるい風呂に長く浸かっているとどうなるでしょうか。確実に風呂の温度は下がり，いつの間にか水風呂になって，入っている人の熱が奪われて体温が下がり，冷たくなっていきますね。

「どうせ言っても変わらないから……」と，熱いスタッフもしだいに意見を言うことを諦め，いつしか給料分の仕事しかしない冷たい人になっていきます。冷たいスタッフの作った水風呂状態の組織風土で生き残るには，自分も冷たくなるしかないからです。

4 「この病院は忙しすぎる」と感じたスタッフが辞めて行く ——「熱湯」組織に人は長居できない

働いている人の「体温」は低い（仕事に燃えてもいないし，現状を打破しようともしない）のに，組織の「システム温」だけが高い（異動や昇進，新規プロジェクトが多く，新人や中途採用も多く入って来るなど，変化性向が大きい）「熱湯」ゾーン。ここに当てはまる組織は，高離職率で，そのままでは低迷と崩壊をもたらすと指摘されています。

病院などでも同様のことが起こりうるのではないでしょうか。

たとえば，看護師であれば，患者さんと深く関わり，やりとりができ，まさしく「看護」をやっている充実感が持てれば，あまり辞めないものです。

　しかし，ただでさえ多すぎる委員会のほかに，どんどん立ち上がる新規プロジェクトにワーキンググループ。看護の質を高めるための看護研究。それでなくとも法令遵守ギリギリの人員で回している現場は，体調不良で休む人が出たりしようものなら戦場になります。そんな中，委員会やプロジェクトに人が取られてしまえば現場は荒れて，座って記録する暇もないほどになります。

　先ほどご紹介した，私が実施しているアンケートでも，「現場は高齢化社会のあおりを直に受けていて，一般病棟でも認知症患者率が高く，手が掛かる。『看護』というより『介護』。慢性期なら患者さんにじっくり関わることができるかと思ったのに，忙しさの質が急性期と違うだけで結局は忙しい。忙しさで全然患者さんと関われない。もう辞めたい」という意見が多いです。こんな実情から，所属する病院の湯加減を「熱い」と感じ，辞めてしまう人が後を絶たない。とても残念な状況になっていると感じます。

　人員不足による長時間労働や，十分な休日が取れないこと，「看護」以外の仕事の割合が高いという環境により，「熱い」と感じている人が多いなら，早急に対処しなければ，退職者が増えるばかりでなく，ストレス性の疾患に陥るスタッフが出てきてしまいます。

　「湯加減図」の「熱湯」ゾーンに人が少ないのは（図2参照），文字どおり「熱湯」だからです。熱湯にそのまま浸かっていると全身やけどで死んでしまいますから，人はすぐに飛び出るでしょう。組織も同じで，出なければ（退職しなければ）生体として生き延びられないので，退職して行くわけです。

　「熱湯」と感じているスタッフに「今，辞められたら本当に困る。病棟が回らない。なんとか後3か月待ってくれない？」と引き留めているうちに，そう言っている人自身がストレス性疾患で休職になり，結局，さらに人がいなくなった。こんなふうにならないように，管理職は経営層に訴え，「人を増やすこと」を約束してもらい，スタッフを「熱湯風呂」から救う必要があります。それこそが管理職の外せない仕事であり，管理職にしかできないマネジメントです。ちなみに，自組織を「熱湯」と感じるのは，新人や，部署異動してきて間もない人，新たに立ち上げられた病棟のスタッフなどが多いです。

point 📍
忙しすぎる「熱湯風呂」状態の組織から，スタッフを救うのが管理職に必要なマネジメント。

5 スタッフが自組織をどう感じているか分析する

　図3は，私が実施している「ネットプロモータースコア」（NPS）による簡易職員満足度調査の項目です。自分が勤める組織をどのくらい家族や友人にすすめられるかを，0〜10の11段階で評価するもので，8〜10と回答した人がその組織の「ファン」であることを示します。このNPSを測るアンケートの中にも，「体感温度測定尺度」（表4参照）の質問をプラスして，組織診断としています。

　繰り返しになりますが，自組織を「熱い」と感じているスタッフは離職の可能性が高くなります。スタッフが自組織を他の人にすすめたいと思っているかどうか，そして，自組織の「温度」をどう感じているのかを知って，対策をとることが重要です。それがスタッフの離職を食い止めることにつながるからです。

point ●
スタッフの自組織のとらえ方を知ることが離職防止につながる。

6 「何があれば自組織をすすめられるか」をたずねる

　図3のこの1つ目の質問に高い評価をつけた人，つまり，「すすめる」と答えた人は，自組織に満足している人なので，2つ目の回答欄に記述する「すすめる理由」は，組織のよい評価として受け取れます。1つ目の質問に低い評価をつけた人，つまり，「すすめられない」と答えた人は，3つ目の回答欄に「何があれば自分の所属する組織をすすめられる

あなたの家族や友人に，自分の所属する病院や施設を
どのくらいすすめますか

「とてもすすめる」を10とし「全くすすめない」を0として11段階評価をしてください。

　　　　　　　　0　1　2　3　4　5　6　7　8　9　10
全くすすめない　〇 〇 〇 〇 〇 〇 〇 〇 〇 〇 〇　　とてもすすめる

「すすめる」と回答した方にお聞きします。どのような点においてすすめられますか。
具体的にお願いします（「すすめない」と回答した方は「なし」と記入してください）。

回答を入力

「すすめない」と回答した方にお聞きします。何があればすすめられますか。
具体的にお願いします（「すすめる」と回答した方は「なし」と記入してください）。

回答を入力

図3 自分の組織を家族や友人にすすめられるかどうか
（NPSによる簡易職員満足度調査）

か」を記述してもらいます。これはそのまま組織の改善点になりますから，このニーズを満たすように可能なものから改善していけば，スタッフの満足度はどんどん上がっていきます。

この3つ目の質問のポイントは，「なぜこの組織をすすめられないか」という理由ではなく，「何があればすすめられるか」を聞いているところです。

組織に満足していない人に「すすめられない理由」をたずねてしまうと，「グチや不満」ばかりを聴取することになります。なので，コーチング的に，否定文ではなく肯定文の質問（「何があればすすめられるか」）で聞くことが大切です。

グチや不平不満を書くのは簡単です。でも，「何があればすすめられるか」を書くことは組織の「改善点」を考えることになり，結構，頭を使います。肯定文の質問をすることで，低評価したその人も，いつの間にか，「すすめられない組織」についてしっかり考えるようにリードすることができます。ここでご紹介した研究や，アンケートの取り方・項目などを参考に，まずは，自組織の分析や改善に取り組んでみてください。

point 📍
組織に不満のある人に「何があれば自組織を他の人にすすめられるか」を聞けば，改善策を引き出せる。

4 組織診断は定期的に実施し，課題と改善策を把握

先述のように，組織診断は，まず実施すること。そして次に重要となるのが，定期的に行うことです。ある看護師長さんの挑戦をご紹介しながら解説します。

1 スタッフの休職や人事異動が続く病棟で

青森慈恵会病院（青森県青森市）は，市内で唯一，緩和ケア病棟を備えています[1]。その責任者であるT師長は，一念発起し，副師長らに病棟を託して，緩和ケア認定看護師教育課程に進みますが，不在の間，病棟では，スタッフの退職や休職が続き，新しく配属されたスタッフの教育もままならない状況になっていました。コースが修了し，現場復帰した師長は，スタッフが疲弊し，やりがいや楽しさを感じる余裕がなくなっている様子を目の当たりにします。上層部の人事異動も重なって，現場の不安はさらに大きくなっていました。そこで，「病棟をよくするには，何を見て，どんな改善に取り組むべきか，現状をよく知るために」と，組織診断[2]に挑戦することにしたのです。

結果はこうなりました（表5）。

①「職務に満足感を感じていますか」，②「自分の仕事に充実感を感じ

notes ⭐

★1　2022年現在は，一時的に感染症に対応する病棟として，地域を支えている。

notes ⭐

★2　お問い合わせは，TNサクセスコーチングまで。
info@tn-succ.biz

表5 緩和ケア病棟スタッフに実施した組織診断結果（一部）

	質問	はい	いいえ
①	職務に満足感を感じていますか。	半数以上	半数未満
②	自分の仕事に充実感を感じていますか。	半数以上	半数未満
③	チャンスがあれば転職または独立したいと考えていますか。	半数以上	半数未満
④	上司が「こうだ」と言えば，反対意見を持っていても素直に従いますか。	38.1%	61.9%
⑤	職場の雰囲気を「ぬるま湯」だと感じることはありますか。	66.6%	33.4%
⑥	仕事上の個人の業績や貢献度の高い人は昇進，昇格あるいは昇給などを確実に果たしていますか。	38.1%	61.9%
⑦	個性を発揮するよりも，職場風土に染まることを求められていますか。	57.1%	42.9%

ていますか」の問いに「はい」と答えている人が半数以上いる一方で，③「チャンスがあれば転職または独立したいと考えていますか」の問いにも半数以上の人が「はい」と答えていました。

　また，④「上司が『こうだ』と言えば，反対意見を持っていても素直に従いますか」には 61.9% が「いいえ」，⑤「職場の雰囲気を『ぬるま湯』だと感じることがありますか」には 66.6% が「はい」，⑥「仕事上の個人の業績や貢献度の高い人は昇進，昇格あるいは昇給などを確実に果たしていますか」には 61.9% が「いいえ」と答えています。

　さらに，⑦「個性を発揮するよりも，職場風土に染まることを求められていますか」にも 57.1% が「はい」との答えでした。ここに注目してみましょう。

　これは，職務に満足感と充実感を感じている人の中には，所属する組織は「ぬるま湯」で，「個性を発揮するより職場風土に染まることを求められている」と思っている人がいることを示しています。でも同時に，「時には上司にもしっかりと反対意見を言わなければならない」と，自分の意見をしっかり持っている人たち，とも読み取れます。また，こうした人たちが「チャンスがあれば転職，独立したい」と考えているところに，自分の所属する病院では「個人の業績や貢献度の高い人がしっかり評価されていない」と感じれば，「退職」の2文字が頭をよぎります。

　「熱い人」（仕事に燃えていて改善意識の強い人）が自分の所属する組織を「ぬるま湯」だと感じるのは，「熱湯」だと感じる（もう風呂から出たいと思う）より「よいこと」です。

　組織診断に挑戦した同病棟のスタッフは，仕事に満足感と充実感を持っていて，組織をまだまだ「ぬるま湯」だと感じている「熱い人」が多かったので，組織の温度を上げる取り組みが「働きがい」を生みます。

T師長の組織診断は，「組織に変化を起こす」ことが必要な絶妙なタイミングでの実施となりました。

2 組織の課題を把握し，具体的にどう改善するか

❸で紹介したNPSの結果も，組織の課題を把握する上で有効です。「自組織をどれくらいすすめるか」という推奨度を満足度として数値化することで，「次回は満足度を○段階上げよう」と目標を立案しやすくなるからです。

「すすめる」と回答した人には，「どのような点においてすすめられるか」をたずねます。その回答は，組織のよいところ，つまり「強み」ですから，維持していくように努めればよいですし，スタッフをほめるポイントにもなります。「すすめない」と回答した人には，「何があればすすめられるか」をたずね，その回答を具体的な改善点として，可能なものから解決を図っていけばよいでしょう。「組織」は，「病院」「病棟」と適宜置き換えてください。NPSは，8～10がその組織の「ファン」というとらえ方をしますので，中心化傾向★の強い日本においては，少々，辛口の評価基準かもしれません。

T師長がこのNPSを実施したところ，同病棟をすすめる理由は「やりがいがあるから」「生死を目の当たりにする部署で，自分を見つめ直せる機会がもらえるから」「働くスタッフが一所懸命だから」というものでした。つまり，同病棟が現在，「働きがい」のある部署だということがうかがえます。また，評価が8未満のスタッフの「何があったらすすめられるか」の答えは改善点ですから，可能なものから解決していけば，数か月後には職員満足度はさらに高まります。

この調査のポイントは，自組織や自部署をあまり人にすすめられないとした回答に対して，がっかりしすぎないことです。人は弱いもので，どうしてもマイナスな意見に傷ついてしまい，本質を見失ってしまうということがあります。スタッフの期待値が高ければ，その分，自組織への評価は厳しくなるものだというふうにとらえて，「改善」に気持ちを切り換えて進んでいくのが大切な「あり方」となります。

3 組織診断結果をもとに具体的に検討

T師長は，この結果を踏まえて，病棟担当医や院長らと，今後，どんなことに取り組んでいくかについて話し合いました。

話し合いに参加したメンバーが共通して感じたのは，スタッフ同士がもっと信頼し合って，よい関係性を築いて，1人で仕事を抱えない環境

にしなければということでした。皆で協力して，受け入れ時の患者さんについてもっと情報を共有してほしい，画一的なケアになっていたり，大切な情報を把握していなかったりすることを，チームで指摘し合えるようになりたいということでした。

　同病棟は，プライマリナーシングを採用していることから，「ほかの人の担当患者さんのことに口を出すのは……」という遠慮のようなものが働いて，それが情報共有において弊害となって表れているのではないかという指摘もありました。実際に，アンケートの結果でも，「プライマリ制がいい」「チーム制がいい」と，意見が真っ二つに分かれてしまっていて，これを解決するのが喫緊の課題だということにもなりました。

　でも，この結果にショックを受けながらも，その意見の相違を明らかにできてよかった，きちんと向き合って話し合い，本物の「チーム」になればいいと，話し合いの参加者は思ったとのことでした。

　「チーム」とは，少数精鋭部隊のようなもので，一人一人が主役になれます。たとえば，ブレインストーミングでも，遠慮なく意見を言い合える関係性でなければ，それを「チーム」とは呼べません。それは，たまたま一緒に働くようになった人たちだけで，どこか遠慮があるのは，「グループ」の段階にすぎないのです★。

　看護師の離職率は低くはありません。なので，こうした調査は，5年に1回程度実施してもほとんど意味をなしません。組織の課題を把握し，改善を図りながら，3か月後，半年後と聴取していくからこそ，管理職の取り組みや工夫がよかったのかどうかもわかります。アンケート結果と向き合いながら，よいものは維持し，改善すべきものは解決することが重要です。

　たとえば，ダイエットに挑戦しようとするとき，まずは現在の体重を知らなければ，数か月後に「やせたのかどうか」を確認することはできませんし，妥当な目標も立てられません。ダイエットはしたいけど，怖くて（今の体重と向き合うのが）「体重計に乗らない人」は，実は結構，たくさんいます。「昨日ちょっと食べすぎたから」「明日，体重を量ってから」と先延ばしにしたりする……これを組織診断に置き換えると，「スタッフの本音を聞くのが怖くて，とてもじゃないけど調査なんてできない」という管理職も同じ状態にあります。院内には改善委員会なるものもあり，病棟からも委員を出しています。ならば，委員会が目指す改善目標は妥当なのか，結果は出ているのか，どこまで改善すれば「達成できた」とするか，はたまたそれは自部署の改善にどれだけ寄与したのかも検証しなければなりません。その前提としてまずは，自組織のスタッ

notes ★

★ 「チーム」と「グループ」の違いについて，詳しくは，前著を参照。

point

スタッフの満足度調査は短いスパンで継続的に実施することが大事。組織診断アンケートで自分の組織の現状を客観的に把握しよう。

フの満足度を数字で確認して，彼らが解決してほしいと望んでいる課題は何かを把握し，改善目標を数値化することが大切です。その意味でも，T師長が「一歩を踏み出した」姿勢は素晴らしかったと思います。

5 よりよい組織風土を醸成する仕組み作り

1 ハラスメント以前の問題 ——マインドコントロールを組織風土にしない

　さて，先ほどの青森慈恵会病院の事例でも，院長や病棟担当医，師長が「スタッフには『チーム』となって患者さんに向き合ってほしい」という思いを表出していましたが，「グループ」から「チーム」となって医療を実践する上で，ほかにも重要なことがあります。その一つは，余計なことにエネルギーを消耗させることなく，それぞれが自分の能力を十分に発揮しながら仕事に集中できる環境であることです。

　よりよいチーム作りのヒントを示した前著でも，1章を割いて，ストレスの種類やその最たる原因であるハラスメントの成り立ちや種類，そしてその対策について，ご紹介しました。そこでも少し触れていますが，以下で解説する「マインドコントロール」は，本書のテーマ，新人への対応において特に重要な視点となりますので，詳しく掘り下げます。

① 親しく大切な人だからこそ，「マインドコントロール」が起こる

　自分の意見を否定され続け，怖くなって距離を置こうとしたとたん，優しくなる上司。「私の能力が低いから，本当は優しい上司を，ここまで怒らせてしまう。いっそ，私がいなくなることが，この病院にとって一番役に立つのでは……」。これは，ある病院スタッフの言葉ですが，相手の気持ちを大切にする優しい人に多いこんな感じ方。実はこれ，マインドコントロールされてしまう兆候で，とても危険な状態です。

　逃げられない関係の中で，人はたやすくマインドコントロールされてしまいます。逃げられない関係とは，親や先生，恋人や親友，仲のよい職場の上司といったような，簡単には否定したり関係性を断ったりができない相手のことです。「親しい人をマインドコントロールなんてするはずがない」と，思われるかもしれません。でも，実際には親しくて大切に思うからこそ，そうしたことが起こってしまいます。

　実は私自身，幼いころ，自分の母に操作されていました。母は，父が亡くなった後，女手一つで私たち3人の子どもを養ってくれていました。

point

マインドコントロールは，親しい人，大切な人など，簡単に否定したり関係性を断ったりすることができない相手から受けやすい。

母は残業ばかりで忙しく，ゆっくり過ごす時間も限られていて，私はいつも「ママともっと一緒にいたいのに」と，寂しい気持ちでいたものです。母は面倒見のよい方でしたが，感情の起伏が激しい人でもありました。

　母は，見るからに不機嫌ということもよくありました。眉間にしわを寄せ，部屋の扉をわざと大きな音を立てて閉めたり，食器をガチャガチャといわせながら片づけたり，飼っている犬を，特に何もしていないのに大声で怒鳴ったりすることもありました。でも，「ママ，怒ってるの？」と聞くと，「怒ってなんかいない」と言うのです。母を何かで怒らせたのなら，謝ったり解決に向けて動いたりすることもできますが，本人は「怒っていない」と言うのですから，こちらは混乱してきます。

　怒っているみたいなのに，「怒っていない」と言う。こんなふうに，相手の言語と非言語が矛盾しているとき，こちらはなんとかこの矛盾を解決しようと，「自分が何か気に障ることをしたんじゃないか」と自分自身を責めたりします。特に，幼い子どもなら，「自分が悪い子だからママを怒らせたんだ」と，少しでも機嫌がよくなるように相手の望むことを自らしようとするようになります。「ママ，明日の学校の準備終わったよ！」「ママ，お風呂掃除してきたよ！」「ママ，もうお部屋片づけたよ！」というように，です。

② マインドコントロールにつながる「否定的ダブルバインド」

　こうして人は，しだいに相手の言いなりになっていきます。

　たとえば，ある新人が，「わからないことがあったら，自分で判断しないで何でも聞いてね」と上司が言ってくれたので，そのとおりに相談しに行ったとしますね。すると，「こんなことまで聞いてこないで」と否定された。素直な新人は，「そうか，このくらいのことは相談しないで自分で判断しなきゃいけないんだな」と思い，できるだけ自分で判断して頑張っていると今度は，同じ上司から「なんで相談してこないの？」とイヤミを言われるようになった——と，こんなことも，よくあるようです。皆さんにも心当たりはないでしょうか。

　上司に相談してもしなくても怒られ，逃げ出すこともできない関係。どちらを選んでも不正解。これも前著で少し触れましたが，「否定的ダブルバインド」という状態で，マインドコントロールにつながっていきます。

　本当は相手が悪いし，矛盾しているので，「何でも聞いてねと言ってくださったから相談に来たんですけど……どんなことなら相談してもよく

て，どんなことなら悪いのか，基準を教えていただけませんか」くらい言えればよいのですが，実際にそんなことを言えば，どういうことになるやら……怖いですよね。なので，人は相手の矛盾を指摘することを避けるのです。

　相手の言っていることは矛盾しているけど，本人には言えない……困りますね。人の心は矛盾が大の苦手です。では，どうなるかと言うと，逃げられない関係性で相手から矛盾した命令をされたとき，人は自分を変えたり責めたりすることで「矛盾ではない」と思い込んで対処しようとします。

③ 相手の矛盾した言動を冷静に記録することで，わが身を守ろう

　「自分の能力が低いから叱られるんだ」と自分を責めていれば，相手の矛盾に気づかなくて済みます。「本当は相手が悪いのに，自分が悪いことにして，自分の出方や見方を変える」「矛盾した相手に対しての思考が停止し，無批判に矛盾した相手の言うことに従う」。こうやって人は，大切な人によってマインドコントロールされていきます。すぐに断ち切れる関係では，マインドコントロールは起こりません。大切な人だからこそ，無意識にコントロールされてしまうのです。

　「私のことを全否定するときもあるけど，時々，仏様みたいに優しい上司」のように，「優しいけど怖い」，このギャップが激しければ激しいほど，人は人に操作されてしまいます。

　上司を，「ホントはいい人なんだけどね」と思いたいところもあります。でも，客観的に見れば，「優しいけど怖い人」というのは，自分で自分の感情マネジメントをせず，自分の不機嫌な状態を態度で示して周囲を操作している，のです。

　まず冷静に相手の矛盾した言動を記録しておき，否定的ダブルバインドに気づくことが大切です。それが，マインドコントロールから身を守るために，何よりも大事なことです。

④ マインドコントロールの危険性

　「優しいけど怖くて，自分の矛盾した言動に責任を取らず，不機嫌を態度に出して周囲を操作する人」に操作されることを続けていると，操作されている人の自分自身への信頼はどんどん失われていきます。それはそうですよね。本当は相手の方がおかしいのに，相手に向き合わず，「自分が悪いんだ」ともみ消してしまう自分。自分は悪くないのに，自分を守ってくれない自分。「嫌だな」と思っても，自分の感情をないがしろに

する自分。こんなふうに，操作されることに慣れてしまうと，自分の本当の感情もだんだんわからなくなっていきます。

　自分が何か感じても，それを自分が取り合わないのだから当然でしょう。こうして，徐々に自分が「何を感じているのか」にも鈍感になっていきます。鈍感になった方がこの上司に適応できるからです。

　どんどん自分への信頼も自信もなくなっていき，今度はしだいにその弱さゆえに周囲からの信頼も失っていきます。鈍感さが高じて，自分の部下がこの「マインドコントロール上司」に理不尽な対応（皆の前で執拗に怒鳴られるなど）をされていても何も言い返さない，守らないようになっていくからです。

　また，否定的ダブルバインドな状況に長くいると，心身が病んでしまうこともあります。体調を崩して出勤できなくなれば，一時的に否定的ダブルバインドから解放されますし，いっそ心が病んでしまえば，相手の矛盾にはずっと気がつかないでいられるからです。人間の防衛反応は，このように無意識に自分自身を守るように動くのです。

⑤ 言いなりになる人が多い組織では，よいスタッフが辞めて行く

　言っていることがコロコロ変わってもそれを認めない，横暴な（でもたまに優しい）人がどんどんパワーを持って出世していく異常な世界。マインドコントロールされない人（相手の矛盾がわかる人，時に言い返す人など）には，そのように映ります。そして，そんな人たちの言いなりになる人が多い組織に希望を失い，早々と退職して行きます。こうしてまた，「よいスタッフが辞めて行く」という現象が起こるようになります。

　でも，何よりも悪いのは，こうした「矛盾した言動」を目の前で見て育つと，同じように人をマインドコントロールするようになってしまうこと，つまり，模倣が起こることです。「たとえ嫌がらせをする人が退職しても，同じように嫌がらせをする人は出てくる」とよく言われますが，これは，よくない言動は無意識に模倣されるものだからです。

　「自分ががまんすればいい」という安易な選択が，マインドコントロールを容認する組織風土を作ることにつながってしまう。こんなふうになる前になんとしても予防したいものです。

⑥ マインドコントロールを許す組織にしないために

　マインドコントロールされないためには，まず，集合研修などでスタッフ皆が学び，否定的ダブルバインドなどについての知識を持つこと

が大事です。そして，一人一人が，相手の矛盾をしっかりと認識する勇気を持つこと，相手の気分や表情に操作されないように意識することです。さらに，「矛盾した言動にはフィードバックする」「気分を態度で表すことを禁じる」などのルールを作ります。マインドコントロールを「起こせない」仕組みを作ることが大切です。

　医療者は患者さんを看るために職場にいます。患者さんのことを考える時間より，上司との関係を気に病む時間が多くなっては，本末転倒ではないでしょうか。「目の前の患者さんにとってどうか」を最優先し，「患者さんやご家族の役に立っている自分」を感じることで，自己肯定感は高まり，質の高い医療が提供できます。マインドコントロールを「起こせない」組織風土を作ることは，🔢の冒頭でも触れましたが，仕事に集中できる環境を整備する一環なのです。マインドコントロールを容認してしまっている組織では，そもそもハラスメント対策なども機能しません。

2　ハラスメント対策をしつつ，モチベーションも上げる工夫

　ここからは，私の教育支援先で実際に行われている取り組み事例を交えながら，ハラスメントを予防すると同時に，スタッフのモチベーションアップにもつながるヒントをお示しします。

① 目標管理面談の録画で面談力アップ

　私の支援している病院・施設では，目標管理面談を録画しています。

　それらの病院・施設には，私の会社の認定試験に合格した「院内コーチ」が多数いて，その大半が，面談をする立場です。私の行っている「コーチ認定」は，一度合格すれば自動更新されるというものではなく，定期的に評価し，コーチング力が低下していることがわかると「認定取り消し」になるという，ちょっと厳しいものです。コーチング力は，「目標管理面談」や「育成面談」といった場面に直結しているため，面談の様子を動画撮影して提出してもらい，その結果で認定を更新することにしたのです（ほかにも，記述式指導案の提出もしてもらって，両者をもとに判定しています）。

　パワハラに対する裁判で，秘密録音された音声が証拠として採用された事例もあります（盗聴は罪になりますが，秘密録音は必ずしも罪にはなりません）。極端に言えば，これからは「録音や録画をされても困らないような面談をする」ような心構えが必要です。

　もともとは，管理職をはじめとする面談をする人たちの「面談力の向

上」を目的に始められた取り組みでしたが，図らずも有効な「ハラスメント予防」にもなっていた，というわけですね。

② 皆で録画を見ながら振り返りができる環境に

　では，実際に「自分が面談している様子を録画して，皆で見る」というシーン，イメージすることができるでしょうか。「とてもじゃないけど，恥ずかしくて」とか，「見よう見まねで，これでいいのか自信もないままやっているのに」とか，いろいろな感想が聞こえてきそうです。

　コーチ認定をしている病院の方々もはじめはそうでしたが，コーチングトレーニングを重ね，認定者が増えるに伴い，スムーズに面談動画の提出がなされていくようになり，今では，自分の面談の録画をお互いに「ここは上手，あら，ここはもうちょっとだったね」などと，フィードバックをしながら振り返っています。

　個人情報保護ということを声高に言うスタッフが増えているこの時代に，こんな取り組みをしているところがあるということに驚かれる方も多いと思います。自分の組織では，部下が「個人情報だから」と言って，絶対に録画させてくれないからこんなこと無理，というところもあるでしょうが，「スタッフに面談の様子を動画撮影してもよいかの了承を得る」というのもコーチングのテクニックのうちだったりします。

　実は，この「了承を得る」というところから，すでにコーチ認定更新の課題は始まっています。もちろん，「ペース＆リード」★という交渉術をコーチトレーニングで習得している院内コーチたちなので，「交渉できなくて，撮影できませんでした」という人は1人もいません。

　自分の面談の様子を1人で振り返ることはなかなか難しいものですが，これなら面談予定のスタッフの同意さえ取ってあれば，撮影機材の準備をするだけなので簡単です。年に数回実施する，目標管理面談で行うのがおすすめです。

　カウンセラーやセラピストなども，カウンセリングの様子を録画して自身の成長のためにスーパーバイザーにフィードバックを受けたりします。ほかには，セラピストが面接している姿をスーパーバイザーが見られるようにした，ワンウェイミラー（マジックミラー）で区切られた部屋で面接をしてフィードバックを受けたり，面接の行き詰まりなどをスーパーバイザーに相談できる環境にしたりするなど，自身の実力を向上させています。面接をする専門家も振り返りをし，スーパーバイザーからの助言を受け，自身の成長につなげているのですから，私たちもこうした姿勢と手法を取り入れ，工夫して取り組みたいものです。

notes ★

★ ペース＆リード　相手の"No"にペーシング（言語的／非言語的表現に合わせること；第2章の3を参照）をしながら，ある方向にリードすること。

③ コーチングスキルが自然に引き継がれる

　さらに，録画にも快く協力してくれたスタッフに「コーチング力が引き継がれていく」という好循環も起こっています。皆での振り返りのとき，後輩の面談力が向上した様子を先輩が見て，頼もしいと思ったり，これはウカウカしていられない，さらに面談力を上げなくてはと奮起したり。何よりも，自分が面談した相手が自分をモデリングして（まねて），よい面談ができるようになり，次の世代のスタッフを育成していく……なんて最高ですよね。

　「門前の小僧，習わぬ経を読む」と言いますが，よい面談をしていれば，自然とこのスキルは引き継がれていきます。スポーツの名門校と一緒で，先輩のフォームがよければ，毎日接している後輩のフォームもおのずとよくなり，学校として優勝などの結果が出るようになります。病院などの組織も同じです。ここでご紹介したように，楽しみながら高い面談力を引き継ぐことで自然にコーチングの風土が醸成されていく様子をそばで見ていると，私もワクワクが止まりません。

④ 管理職の面談力アップはスタッフの「働きがい」を作るキーポイント

　目標管理は「コーチングそのもの」です。スタッフの半年～1年後の「こうなりたい」「こうしたい」「こうしたことを成し遂げたい」を目標として数値化し，達成までのサポートをしていく，夢を応援する過程です。スポーツでたとえるなら，「オリンピックで金メダルをとりたい」という選手の監督やコーチと一緒です。選手がこんな宣言をしたら，全力でサポートしたくなりますよね。

　ちなみにもう一つ，スポーツのたとえを使ってお話しすると，「名選手，名監督にあらず」で，「名選手」，つまり，スタッフとしてはとても優秀で仕事がよくできた人だと言っても，管理職になったらすぐに「名監督」，つまり，スタッフのやる気を高める面談ができたり，目標管理ができたりする人になれるというわけでもないのです。人の心の機微をよく知り，モチベーションを引き上げるコーチング技術を身につけて，指導や面談を行うことが重要です。

　スタッフの目標管理も，本来ならばオリンピック選手のコーチングのように，「コーチする側」がとてもやりがいを感じるはずなのですが，現実は，「十分に面談する時間がとれない」とか，「部下の問題行動の指導ばかりに面談の時間を使ってしまい，目標の進捗を確認できずに終わった」などという声が後を絶ちません。非常にもったいないことです。

　では，こうしたことを予防するには？　次にご紹介するのは，そのヒ

ントとなる取り組み事例です。

3 「仕組み」に落とし込んで，よい組織風土にする工夫 ——能力を引き出す人事評価制度

　面談する側もやりがいを感じ，スタッフも働きがいが引き出される。目標管理面談とはそういう場だと皆が認識するような組織風土ができると，目標管理は楽しくなります。コーチング力は，その際に重要なカギとなります。

　私が支援している病院・施設や組織では，コーチングトレーニングの導入に加え，人事評価制度にもコーチング力を評価項目に取り入れています。人事評価表に「コーチング」を入れる経営者は，「グチや組織批判をするような言動が一部のスタッフに見られたときに，上司がしっかりと注意してくれない」という不満が他のスタッフから上がってきたことがあり（自分の職場の悪口なんか聞きたくない人もいるので，一方的に悪口を聞かせられるのも，一種のハラスメントかもしれません），そうした，部下のよくない言動を日常的に正していくような指導ができればと考え，「仕組み」（人事評価）に落とし込むことにしたのだそうです。ちなみに今後は，その指導が部下にとってよかったのかを部下の側から評価する「上司評価」も取り入れていきたいとのことでした。

　「コーチングを学んだスタッフは多いけど，組織は変わらなかった」という施設も多いのですが，これは，「インプットだけではコーチング的風土を作ることは難しい」ということを示しています。コーチング力を上げるには，インプットした後のアウトプット（面談でコーチング力を発揮すること）と，振り返りと，フィードバックの継続化が重要で，現場でどれだけ活用させるかという「仕組み」（人事評価制度）がなければ技術は定着しないからです。使わなければ，どんなによい道具も錆びついてしまうものです。

point 📍
コーチング力を上げるには，インプット後のアウトプット，振り返り，フィードバックの継続化が重要。現場で活用させる仕組みで技術は定着する。

現場発・パワハラ予防の取り組み

2022年4月から，中小規模の病院でも改正労働施策総合推進法，通称「パワハラ防止法」の適用により，防止措置をとることが義務化されました。この法律に罰則はないものの，組織が対策を怠った場合には損害賠償責任を問われる可能性もあります。そうした社会の動きからか，私も依頼される研修の半分が，ハラスメント予防をテーマとするものとなっています。

厚生労働省の定義では，「客観的にみて，業務上必要かつ相当な範囲で行われる適正な業務指示や指導については，職場におけるパワーハラスメントには該当しない」とされていますが★，病院・施設で管理的立場にある方々からは，「パワハラと言われるのが怖くて，これまで以上に，部下を注意することができなくなった」との相談を受けます。パワハラ防止法の影響で，「業務上，必要な指導」さえ，萎縮して行えなくなっているというわけですね。しかし一方で，COVID-19の影響で十分な実習が経験できないまま入って来た2〜3年目のスタッフのインシデントが増えて困っているとの相談も受けます。後輩・部下をインシデントから守るためにも，「業務上，必要な指導」はやはり重要です。

ハラスメントの種類や対策などについては，前著で1章を割いて解説しました。ハラスメントには，部下の立場から上司へ，同僚同士のものもあることもご紹介していますので，そちらを参照していただくとして，ここでは，現場発の取り組み事例をご紹介します。

全職員で取り組むことが重要

大森山王病院（東京都大田区）で私が実施した「ハラスメント予防＆アンガーマネジメント研修」では，日勤を終えてからの開催にもかかわらず，多くの参加があり，ハラスメント予防に対する意識の高さを感じました。このときに限らず，同院の研修はいつも高参加率なのですが，中でも特徴的なのは，理事長，院長，医師が参加されること。私は多くの組織で研修をさせていただいていますが，医師の参加はきわめて少ないというのが現状です。ハラスメント予防は全職員で行うことが大切なので，同院の本気度がうかがい知れます。

研修冒頭，理事長から，「職員全体でハラスメントを予防していく」「相談窓口も設置したので活用を」との方針が打ち出されました。厚生労働省は，前述の指針で，事業主が雇用管理上講ずべき措置として，①事業主の方針の明確化およびその周知・啓発，②相談（苦情を含む）に応

★ 厚生労働省：職場におけるハラスメント関係指針.
〈https://www.no-harassment.mhlw.go.jp/pdf/harassment_sisin_baltusui.pdf〉［2022.8.10］

じ，適切に対応するために必要な体制の整備，③ 職場におけるパワーハラスメントへの事後の迅速かつ適切な対応，④ 併せて講ずべき措置（プライバシー保護，不利益取り扱いの禁止など）の 4 項目をあげています。理事長の言葉は，研修を機会に，この ① と ② を周知しようというものでした。

　なお，厚生労働省では，就業規則や服務規律などに「パワーハラスメントを行ってはならない」という旨の方針を記載することや，社内報やホームページ，ポスターなどで周知していくことも求めています。

プロジェクトチームで現場の声を拾い上げる

　同院において私は，看護部長，師長，主任で構成された「共育マニュアルの作成＆人事評価制度の構築プロジェクトチーム」の顧問としても関わらせていただいています。厚生労働省は，前述の指針で，コミュニケーションのスキルアップ，感情をコントロールする手法，マネジメントや指導についての研修などを求めています。先ほどご紹介した研修は，このプロジェクトチームで企画・実施したもので，これらの内容を網羅するものとしました。

　プロジェクトチームでは，同じくこの指針で求められている職員へのアンケート調査も実施しています。ちなみに，このアンケートも，本書でたびたびご紹介している Google フォームを活用して行っており，集計などの手間が省け，短期間で実施することができています。こうした調査は定期的に行ってこそ組織の改善につながりますので，プロジェクトチームでは，今後も継続して職員の声を拾い，可能なことから組織の改善を図りたいと計画しています。

あとがきに代えて
——教育イノベーションを起こそう！

　コロナ禍は，否応なしにオンライン／オンデマンド研修をスタンダードにしました。

　本書執筆の真っ最中に，COVID-19 が猛威を振るい，私自身も，リアル研修（対面式）から上記スタイルへと変更を余儀なくされました。

　教育支援先の病院・施設，組織でも，終始，COVID-19 の対応に追われ，人がいない，十分な研修時間がとれない。この状況を前に私は，看護師教育とスポーツ教育に 20 年以上携わってきた自分がもう何とかするしかない，と奮い立ちました。

　「オンライン研修で，リアル研修と同等の双方向性を作る」

　「オンライン研修で，リアル研修以上の教育効果を上げる」

　これらのゴールに向けて，私は挑戦を始めました。オンラインツールや携帯電話に Google フォーム，動画教材のフル活用と，事前課題のブラッシュアップにリフレクションツールの開発。そして，教育側の指導力を引き上げること。現場で実践に実践を重ねました。

　コロナ禍が 2 年，3 年と長引き，雑誌「看護」での連載でこれら教育の工夫を発信し続けた効果もあり，今，私の挑戦はゴールを達成しつつあると思っています。次のページに示すのは，ある教育支援先病院でのオンライン研修参加者の受講後の感想です。

　コロナ前から，多くの教育支援先において，「今時の新人や若手は考えることができない」「発信ができない」という相談を受けてきました。しかし，上記の工夫をするようになってから，それらの声は圧倒的に減りました。たとえば，Google フォームで研修担当者を「共同編集者」に指定すれば，研修に参加せずとも，タイムリーに学習効果と研修効果が測定できるので，そうした声が少なくなったとも考えられます。

　また，苦肉の策で開発した「攻めの自己紹介」（「セルフコーチングシート」）や「リフレクションシート」を現場で活用してもらうことで，指導者の立場にある方々から，「新人との距離が近くなった」「新人が心を開くようになった」と感想をもらうことも多く，とても嬉しく思っています。

　一方で，教員を長くやってきて心残りなのは，「教え子の指導記録を，もっとしっかりとっておけばよかった」ということ。

学習カード

所属〔○○病棟　　　〕　　氏名〔○○○○　　〕　　受講日〔202x 年　x 月　x 日〕
◎研修名：失敗から学び，成長しよう！　セルフコーチングのすすめ
◎講師名：奥山美奈

1）本日の講義・演習から何を学びましたか（講義・演習で考えたことや感じたこと）。
・相手に不快に思われないメッセージの伝え方として，Ｉメッセージ「私＋〜（気持ち）です」と We メッセージ「私たち＋〜です」というものがあり，目上の人に対して言うときにも適しているということ。
・仕事上のさまざまなことが要因で生じるストレスの対処法としては，自分がどういうタイプなのか，「認知のゆがみ」を自分で把握する必要があるということ。そして，そこから，ストレスのかからないような考え方に変えたり，ネガティブな言葉を別の言葉に変える「リフレーム」をしたりすることが大切であるということ。
・モチベーションを管理する方法として，少しの時間でもストレスを解消できる方法を持っておくことで，気落ちせず過ごせるということ。

2）学んだことを，今後どのように活かしていきたいですか。
・患者さんと接するときに，「○○さん，できてきましたね」という言い方をすると，「上から目線」ととらえる方もいるので，今回学んだＩメッセージと We メッセージを使い分け，失礼のないよう，誠意を持って接していきたい。
・自分には，すぐ考え込んでしまうところ，先読みしてしまうところがあるため，よい方向に考えられるよう見直して生活し，なるべくストレスがかからないようにしたい。
・ネガティブな考え方をすると，頭痛や腹痛，倦怠感が出ることがあるが，心気症に分類されることがわかった。物事をポジティブにとらえられるよう，考え方を変えて，体の負担も楽にしていきたい。

研修に参加して気づいたことを自由に記載してください。

スマートフォンを使いながら受講するスタイルだったが，紙に書いて提出するよりも，自分の考えを入力して送信し，皆と共有する方が，その場でほかの視点からの考え方や経験談を知ることができ，学びになってよかったと感じた。

※研修終了後 10 日以内に〔看護管理室〕に提出すること。期日厳守！※

「辞めたい」と言っていた学生が，あの一言で踏みとどまった。育てる
のに手が掛かったあの子は，「先生と出会えたことが，私の人生で一番の
ラッキーでした」なんて言って卒業して行った。「まだ学生なんだから，
『人生』と言うほど長く生きてないでしょ，大げさな（笑）」と思いつつ
も，教育のやりがいを感じずにいられなかった，きらめきの瞬間。

　そんな忘れたくない記憶も，半世紀も生きていると，悲しいかな，あ
いまいになり，そのたびに，「ああ，ちゃんとメモしておけばよかったな
あ」と思うのです（もらった手紙などはすべて取ってありますが）。

　そんな思いから，巻末の「私の共育ノート」は，担当した新人への言
葉掛けやエピソードをたくさん書くことができるように作りました。皆
さんにはぜひ，教育の喜びを再確認するために，そして，「教えることで
共に育ってきた自分自身の成長記録」として，ご自分の指導の軌跡を残
しておいてほしいなと思います（ぜひ，新人からもらった手紙も挟んで
取っておいてくださいね）。たくさん書き込みがされた「共育ノート」
は，皆さんが教育の壁にぶつかったとき，乗り越える原動力となってく
れるからです。

　本書を手に取ってくださった皆さんが，教えることで共に育ち，「教育
は楽しい」とやりがいを感じてくださることを願います。

　最後になりましたが，私自身の新規事業の立ち上げなどで，出版する
ことが決まってから数年が経つほど，執筆や校正に時間がかかってしま
いました。諦めずに待ってくださった日本看護協会出版会編集部の書籍
担当，雑誌「看護」連載担当の皆さん，そして，取材やアンケートにご
協力くださいました教育支援先の皆さんに，この場を借りてお礼申し上
げます。

索　引

私の 共育ノート

共育コミュニケーションチェックシート

● 指導する相手に対して適切な関わりができているかを確認します。
● 上手にほめたり叱ったりできているでしょうか。その言葉は，「無条件否定」や「不安の動機づけ」になっていませんか。解決型／解消型コミュニケーションや，You／I／We メッセージ，指示的／非指示的な態度を状況に応じて使い分けられていますか。

＊コミュニケーションの型などについては，第1章，第2章の Column 1，第3章の 3 の 行動13 を参照してください。

セルフコーチングシート／リフレクションシート

● 研修（もしくは OJT）での指導の準備に使います。
● 新人本人に事前課題として記入させるセルフコーチングシートやリフレクションシートは，指導者本人が記入すれば，モデルとして示せます。新人はそれを読むことで，自分を指導してくれる人のルーツや考え方を知ることになり，親近感が持てます。
● セルフコーチングシートには，新人があげてきた自分の「欠点」に対し，リフレームするときの言葉も記入して準備しておくと効果的です。
● リフレクションシートは，「20 の行動」のうち，行動14 感謝をする，行動15 お礼を言うを身につけさせるために有効な，「振り返り」を行わせるためのシートです。行動11 考えるにも有効です。

＊研修の進め方は，第3章の 2 を参照してください。

評価を踏まえた指導プラン

● 自分が指導する新人の強みを引き出したり，どうほめればよいかなどをここに具体的に記入し，準備します。また，「20 の行動」を身につけさせるために行ったこと，掛けた言葉などを記録しておきましょう。また，それらに対し，新人はどのように反応し，変化したでしょうか。
● これらを記録することは，指導を構造化できるだけでなく，指導する人自身の振り返りやリソースにもなります。そして何より，新人の成長の証を残しておくことができます。
● PDCA を意識した日誌は，行動20 PDCA を回すを身につけさせるのに有効です。

＊「20 の行動」の詳細や指導のポイントは，第3章の 3 を参照してください。

● 私が教育を担当する新人〔　　　　　　　〕さんについて

伸ばしたいところ／改善させたいところ，それらを具体的にどんな言葉で伝えるか，整理しましょう。

強み（長所）	弱み（今のところの短所）	リフレームすると？ （見方を変えると？）
強みをどう活かす？	弱みはどう克服・改善させる？	リクエストの言葉を掛けるなら？
ほめてあげたいところ	「Iメッセージ」でほめるなら？	「We メッセージ」で ほめるなら？
① ② ③ ④ ⑤	① ② ③ ④ ⑤	① ② ③ ④ ⑤
注意・改善してあげたいところ	「Iメッセージ」で リクエスト風に伝えるなら？	改善してほしい行動や条件を具体的 に伝えるなら？（無条件否定×）

【参考】小倉第一病院（福岡県北九州市）の新人たちに聞いた，「先輩や上司にほめられて嬉しかったこと」

・「1 人で大丈夫だね，あなたなら任せられる」と言われ，先輩に認めてもらえたのだと嬉しさをおぼえた。

・「穿刺うまくなったね」とほめられた。まだ不安や緊張があったが，この言葉で少しずつ自信が持てるようになった。

・「あいさつが元気でいいね」と言われ，あいさつで人を気持ちよくさせることが実感できて嬉しかった。

・患者さんへの言葉遣いをほめられた。まだできないことだらけの自分にも，強みがあるのだと教えてもらった。

・「仕事を覚えるのが早いね，期待してるよ」と言われ，もっと頑張ろうというモチベーションにつながった。

● 共育コミュニケーションチェックシート

自分は上手なほめ方，叱り方ができているか，振り返ってみましょう。

チェックポイント		解決策	✓
「深掘りの質問」になっていないか。	「なんで？」「根拠は？」は，相手の防衛反応を引き起こす。	自問自答ふうにたずねる。	
「解決型コミュニケーション」に傾いていないか。	アドバイスのつもりが，相手には「意見を押しつけられた」と受け取られることがある。	時にはただ相手の話を聞く「解消型コミュニケーション」を取り入れる。	
「条件付き肯定」でほめているか。	よいところを具体的にはっきりほめれば，その行動や条件が強化される。	さらに相手に自信とエネルギーを与える「無条件肯定」も適宜取り入れるとよい。	
「無条件否定」をしていないか。	相手は傷つくばかりで，どこをどう直せばよいのかわからず，改善につながらない。ハラスメントになりかねない。	「条件付き否定」で直してほしいところを具体的にはっきり否定すれば，その行動や条件が修正される。	
You／I／We メッセージを適切に使い分けているか。	主語の使い方しだいで，状況や相手との関係性によっては，失礼になったり傷つけたりなどしかねない。	状況や相手との関係性に応じて主語を意識して使い分ける。目上の人をねぎらうときはI／We メッセージを使えば失礼にならない。We メッセージはほめるとき限定で使う。	
「対他競争」をあおっていないか。	他人との競争心がやる気の源泉になってしまうと，職場の調和を乱しかねない。	ほめるときも叱るときも，基本的には1対1で行う。また，成長を認め，本人もそれを実感できるようにほめることで，「対自競争」を促す。	
「不安の動機づけ」をしていないか。	相手は傷つき，気持ちがマイナスに傾いてしまう。トラウマになりかねない。	「可能性の動機づけ」の言葉に言い換える。	

● 指示的／非指示的対応チェックシート

どちらの対応をとるか，状況に応じて使い分けることが求められます。

指示的対応	✓	非指示的対応	✓
指示・命令する，上から		提示する，横から	
大きな声でハキハキ話す		静かに穏やかに話す	
早口で情報量が多い		ゆっくりでワンメッセージ	
語尾が強く，言い切る		語尾はあいまいなこともある	
決定を促進する		相手の決定を待つ	
より多く介入し，行動をとらせる		励ます，ねぎらう，勇気づける	
あえてノーペーシングのこともある		ペーシング，うなずく，繰り返す	
笑顔はなく，クール		穏やかな表情，笑顔がある	
目力が強い		まなざしが優しい	
スピーディー，時に急がせる		十分な時間を与える，時に待つ	
ボディランゲージが大きい		ボディランゲージは小さく，自然	
リアクションが大きい		リアクションは小さめ	
答えを与える，選択肢を絞る		選択肢を多く示して，決定を促す	
エネルギッシュ		ナチュラル，穏やか	
プレッシャーを与える		プレッシャーを緩和する	
結果やゴールを意識させる		プロセスを大切にさせる	

● セルフコーチングシート

新人に記入させ，研修などでの自己紹介に使ってみましょう。⑫は（グループ発表をしないときやOJTでは⑯も），指導者が記入します。事前に指導者自身が記入してモデルとして渡すと，新人とのコミュニケーションが深まります。

セルフコーチングシート

自分ヒストリー / 未来年表

① 線でモチベーションを表してどんなことがあったかを簡単に記述してください。

④ その年代でどんなふうになっていたいか，ライフイベントや取りたい資格を記入してください。

誕生〜6歳｜小学生｜中学生｜高校生｜看護学校｜新人　｜1年後｜3年後｜5年後｜7年後｜10年後

② 自分はどんな子どもだったか　③ 看護師を目指したきっかけ　⑤ 未来はどんなふうになっていたいか

⑥ あなたが人生において大切にしてきたこと，していきたいこと（価値観）は何ですか。
5つほど〇をつけましょう。
楽しさ　友情　信頼　満足　自由　健康　家族　安心　調和　知性　誠実　情熱　進化　学習　努力　忍耐　寛容　正義　愛　時間　仕事　経済
安定　平和　成果　親密　友情　豊かさ　成功　達成　満足　名声　才能　率直　お金　貢献　成長　責任　尊敬　安全　挑戦　やすらぎ　承認
発展　正直　美　優しさ　独立　名誉　強さ　など

⑦ 自分の長所（強み）　⑨ 自分の欠点（弱み）　⑪ 他者からの欠点のリフレーム

⑧ 強みをどう活かしますか　⑩ 弱みをどう克服しますか　⑫ 指導者よりコメント

看護師という職業について

⑬ こんな看護師になりたくないという例をできるだけ具体的にあげてください。エピソードがある方はそれも書いてください。

⑭ こんな看護師になりたいなあという人はどんな人ですか。言動などを具体的に書いてください。

⑮ 家族や知人が入院したり，看取ったりという経験はありますか。ある方はそのときに感じたことを書いてください。

⑯ 発表後，もらった感想を書いておきましょう。

● セルフコーチングシート

看護師という職業について

⑬ こんな看護師になりたくないという例をできるだけ具体的にあげてください。エピソードはそれも書いてください。

⑭ こんな看護師になりたいなあという人はどんな人ですか。言動などを具体的に書いてください。

⑮ 家族や知人が入院したり、看取ったりという経験はありますか。ある方はそのときに感じたことを書いてください。

⑯ 発表後、もらった感想を書いておきましょう。

セルフコーチングシート

自分ヒストリー　／　未来年表

① 線でモチベーションを表してどんなことがあったかを簡単に記述してください。

④ その年代でどんなふうになっていたいか、ライフイベントや取りたい資格を記入してください。

誕生～6歳	小学生	中学生	高校生	看護学校	新人	1年後	3年後	5年後	7年後	10年後

② 自分はどんな子どもだったか

③ 看護師を目指したきっかけ

⑤ 未来はどんなふうになっていたいか

⑥ あなたが人生において大切にしてきたこと、していきたいこと（価値観）は何ですか。5つほどどこに○をつけましょう。

楽しさ　友情　信頼　満足　親密　安心　調和　知性　誠実　情熱
安定　平和　成果　美　優しさ　独立　達成　満足　名声　率直
正直　発展　豊かさ　家族　健康　自由　成功　才能　成長　進化
お金　貢献　責任　尊敬　安全　挑戦　愛　時間　仕事　経済
やすらぎ　承認
など

⑦ 自分の長所（強み）

⑧ 強みをどう活かしますか

⑨ 自分の欠点（弱み）

⑩ 弱みをどう克服しますか

⑪ 他者からの欠点のリフレーム

⑫ 指導者よりコメント

(記入例①)

セルフコーチングシート

自分ヒストリー

① 線でモチベーションを表してどんなことがあったかを簡単に記述してください。

誕生~6歳	小学生	中学生	高校生	看護学生	新人

天才っていた／やせた／怪我／食欲の塊

② 自分はどんな子どもだったか
食欲の塊

③ 看護師を目指したきっかけ
お世話になったPTがキラキラしていたから

⑥ あなたが人生において大切にしてきたこと、していきたいことを、5つほど○をつけましょう。

楽しむ 友情 満足 自由 健康 安心 調和 学習 努力 忍耐 仕事 経済
安定 (信頼) 満足 (家族) 成功 豊かさ 進化 (学習) 責任 成長 やすらぎ 承認
発展 (理解) 正直 友情 (優しさ) 独立 お金 貢献 安全 (挑戦)
美 正直 名声 才能 情熱 寛容 尊敬
誠実 知性 名声 革新

⑦ 自分の長所（強み）
コツコツ努力できるところ

⑧ 強みをどう活かしますか
仕事ができる人になる

⑨ 自分の欠点（弱み）
自分の意見を言えないところ

⑩ 弱みをどう克服しますか
まずは話しやすい人に話す練習をする

⑪ 他者からの欠点のリフレーム
人の意見が聞ける、尊重できる、聞き上手、視野が広げられる

未来年表

④ その年代でどんなふうになっていたいか、ライベントや取りたい資格を記入してください。

1年後	3年後	5年後	7年後	10年後

学会で発表／就職／資格取得／頼まれる人／訪問引く人 等

⑤ 未来はどんなふうになっていたい
毎日を楽しく過ごしていたい

⑫ 指導者よりコメント

看護師という職業について

⑬ こんな看護師になりたくないという例をできるだけ具体的にあげてください。エピソードがある方はそれも書いてください。
返事をしてくれない、不愛想、否定から入る

⑭ こんな看護師になりたいなあという人はどんな人ですか。言動などを具体的に書いてください。
気楽に話せる、処置などの目的を明確に話せる、相談しやすい

⑮ 家族や知人が入院したり、看取ったりという経験はありますか。ある方はそのときに感じたことを書いてください。
祖父が入院中、COVID-19の影響で面会ができず。また、急変したため、看取ることもできなかった。最後に一言「ありがとう」と伝えたかった。いつどうなるかわからない人生なので、後悔のないよう、きちんと思いを相手に伝えようと思った。

⑯ 発表後、もらった感想を書いておきましょう。

(記述提供：小倉第一病院新人)

145

(記入例②)

セルフコーチングシート

自分ヒストリー

① 線でモチベーションを表してどんなことがあったかを簡単に記述してください。

（グラフ軸ラベル）誕生～6歳　小学生　中学生　高校生　看護学校　新人　入職
転居／部活動に励む／妊娠／出産

② 自分はどんな子どもだったか
おとなしい、他人任せ

⑥ あなたが人生において大切にしてきたこと、していきたいことを5つほど見つけましょう。

楽しさ　友情　信頼　満足　自由　健康　家族　安心　調和　知性　誠実　情熱　進化　学習　努力　忍耐　寛容　正義　勇敢　仕事　経済（承認）
安定　平和　親密　美　優しさ　強さ　など　独立　（成功）（達成）満足　名声　才能　率直　価値直（お金）成長（貢献）責任　尊敬　安全　挑戦　やすらぎ
発展
正直

⑦ 自分の長所（強み）
真面目なところ

⑧ 強みをどう活かすか
仕事や日常生活上の問題に真面目に向き合う

⑨ 自分の欠点（弱み）
常に不安があるところ

⑩ 弱みをどう克服するか
知識・技術を向上させる

⑪ 他者からの欠点のリフレーム
不安をよい意味で受け入れ、物事を慎重に考え、行動する

⑫ 指導者よりコメント

未来年表

④ その年代でどんな風になっていたいか、ライフイベントや取りたい資格を記入してください。

1年後	3年後	5年後	7年後	10年後

資格取得

⑤ 未来はどんな風になっていたいか
資格取得知識・技術のレベルアップ

③ 看護師を目指したきっかけ
医師・看護師への怒りの反動から

看護師という職業について

⑬ こんな看護師になりたくないという例をできるだけ具体的にあげてください。エピソードがある方はそれも書いてください。
患者の顔を見て話さない、決めつけて対応する

⑭ こんな看護師になりたいなあという人はどんな人ですか。言動などを具体的に書いてください。
物腰やわらかく、重要な判断を自信を持ってできる

⑮ 家族や知人が入院したり、看取ったりという経験はありますか。ある方はそのときに感じたことを書いてください。
家族の異変に気づくことができなかったことの申し訳なさや、何か自分でしてあげたいという思いがあった。

⑯ 発表後、もらった感想を書いておきましょう。

（記述提供：小倉第一病院新人）

● リフレクションシート

コーチング的に設計してあり，記入することによって，自然に他者に感謝し，謙虚になりながらも自分を肯定し，課題と向き合って改善策を考えられるようになります。

【ねらい】このシートはあなたの自己肯定感をアップし，他者への感謝の気持ちを呼び起こし，あなたが生活や仕事にさらに前向きになるためのものです。これまでの人生や就職してからのことをまとめてみましょう。

記入時間のめやす　1. 4分　2. 4分　3. 3分　4. 2分　5. 10分　6. 2分　計25分
1～5は事前課題。6は実行後に記入します。

1. これまでの人生を振り返って	
あなたが親や養育者にしてもらったこと	あなたが親や養育者にしてあげたこと

2. 就職してからを振り返って	
あなたが先輩にしてもらったこと	あなたが先輩にしてあげたこと

3. 記入してみて，今のあなたはどんな気持ちになっていますか，または，どんなことを思っていますか。

4. こういうところはなかなかいいな，と自分自身をほめてあげたいところはどんなところですか。

5. 上記を記入してみて振り返り（リフレクション），つまり，自らの言動や傾向を客観的にとらえて，次に向けた改善点の洗い出しを行い，その改善を実行する具体的な行動プランを考えてみましょう。

自分の言動や傾向を客観的にとらえると	自身の改善点（課題）は	改善（課題）を実行するための具体的な行動プランは

6. 上記の具体的な行動プランを実際に実行して得られたこと，改善できたことは何でしょうか。

7. 業務時間内や研修参加時にこのシートを記述した方は，部署のスタッフに「研修に参加させていただいて（もしくは時間を頂戴して）ありがとうございました」とお礼を伝えるようにしましょう。

● リフレクションシート

【ねらい】このシートはあなたの自己肯定感をアップし，他者への感謝の気持ちを呼び起こし，あなたが生活や仕事にさらに前向きになるためのものです。これまでの人生や就職してからのことをまとめてみましょう。

記入時間のめやす　1. 4分　2. 4分　3. 3分　4. 2分　5. 10分　6. 2分　計25分

　　　　　　1〜5は事前課題。6は実行後に記入します。

1. これまでの人生を振り返って	
あなたが親や養育者にしてもらったこと	あなたが親や養育者にしてあげたこと

2. 就職してからを振り返って	
あなたが先輩にしてもらったこと	あなたが先輩にしてあげたこと

3. 記入してみて，今のあなたはどんな気持ちになっていますか，または，どんなことを思っていますか。

4. こういうところはなかなかいいな，と自分自身をほめてあげたいところはどんなところですか。

5. 上記を記入してみて振り返り（リフレクション），つまり，<u>自らの言動や傾向を客観的にとらえて，次に向けた改善点の洗い出しを行い，その改善を実行する具体的な行動プランを考えてみましょう。</u>

自分の言動や傾向を客観的にとらえると	自身の改善点（課題）は	改善（課題）を実行するための具体的な行動プランは

6. 上記の具体的な行動プランを実際に<u>実行して得られたこと，改善できたこと</u>は何でしょうか。

7. 業務時間内や研修参加時にこのシートを記述した方は，部署のスタッフに「研修に参加させていただいて（もしくは時間を頂戴して）ありがとうございました」とお礼を伝えるようにしましょう。

● 新人に身につけさせたい「20 の行動」

1. あいさつをする
2. 返事をする
3. 反応をする
4. メモをとる
5. 確認する
6. 質問する
7. 調べる
8. 学習する
9. 観察する
10. 先輩の行動をまねする

11. 考える
12. ホウレンソウ（報告・連絡・相談）をする
13. しっかりとした言葉を使う
14. 感謝をする
15. お礼を言う
16. お詫びをする
17. 体調の管理をする
18. 表情の管理をする
19. ストレスの管理をする
20. PDCA を回す

行動 1　あいさつをする （☞ p. 49）

あいさつは，コミュニケーションの基本であり，特に，対人援助職である医療者には欠かせない。「目下の者から」が鉄則。そして，相手に伝わらなければ意味がない（「したつもり」では×）。

ねらい

・自分からあいさつができるようになる。
・マスク着用時でも表情が伝わる表現力を身につける。

行動2 返事をする
行動3 反応をする (☞ p. 51)

　内向的で自己主張が苦手だから「反応できない」のではなく，自己防衛のためにあえて「反応しない」人たちが増えてきた。どちらのタイプなのかを見極めて，それぞれに合った指導をすることが必要。

　いずれも，まずは「どう反応すればよいのか」，つまり，こういうときにはこうする，こういう言葉を使う，というように具体的に教えるのが効果的。自己主張が苦手なタイプであれば，発信する機会を増やすことで行動変容が促せる。

ねらい

・状況に応じた反応ができるようになる。
・状況・相手に応じた言葉を使えるようになる。

行動4 メモをとる (☞ p. 54)

　重要なことを話しているのに，メモをとらない人が多い。どのように伝わっているかを指導者側が確認するためにも必要。最初の関わりから，「指導を受ける→メモをとる」を行動化しておくとよい。また，メモをとる必要がないときにはそう声を掛ける旨も伝え，指導者がその主導権を把握する。

　正確に聞き取って確認し，安全な医療を提供することが自分たちの仕事なのだと伝えて，その目的を認識させる。

ねらい

・メモをとる目的を認識し，習慣として身につく。
・言われたことを正確に理解し，確認して，安全な医療提供につなぐ。

行動5　確認する （☞ p. 55）

　ミスコミュニケーションやインシデントを防ぐ上で重要となるのが「確認」。これを，指示を受けた側からさせる，たとえば，指示された内容を復唱するとき，指示を出した人にメモを見せながら伝え返すといったことを習慣づける。

　なお，指示を出す際には，語尾を意識するとよい。「○○してもらえますか」「○○してください」という「依頼系」の言葉は，相手に選択権を委ねてしまう。「○○します」と，相手が何をすればよいのか先取りした言い回しが有効。

ねらい

・指示内容などを，自分から確認できるようになる。

行動6　質問する （☞ p. 58）

　仕事の出来栄えがよくなかったとき，指示を出す際に問題があった場合も少なくない。まずは指示する側が5W2H（いつ，どこで，誰が，何を，なぜ，どのように，どのくらい／いくらで）を明確に伝えることが重要だが，指示を受ける側にも，これらを明確にしていく質問の仕方ができるようになってほしい。

　目的意識を持って仕事をしていれば，おのずとそうした質問ができるようになり，上司や組織の意図も理解できるようになって，仕事の質が上がってくる。

ねらい

・指示された内容などを明確に理解するために，5W2Hで質問できるようになる。
・上司や組織の意図を理解し，質の高い仕事ができるようになる。

| 行動 7 | 調べる |
| 行動 8 | 学習する (☞ p. 61) |

わからないことがあったら，まずは自分で調べることが重要だと教える。ただし，患者に関することなど，緊急性の高い事柄については，すぐに答えて対応させる。

時間があるときには，質問を促し，調べてこさせる。その際，自分で調べることのメリットや，調べるときのコツも伝えると，行動が定着しやすい。

ねらい

- 自分で調べることに時間や労力を使うことによって，知識が定着することや，知識が広がることの喜びを実感できるようになる。
- 教わる側のあり方が変わることで，教える側のモチベーションも上がり，よいコミュニケーションが育まれる。

| 行動 9 | 観察する |
| 行動 10 | 先輩の行動をまねする (☞ p. 63) |

「学ぶ」は「まねぶ」が転じたもの。指導する側が自分の行動の意図を伝え，まずは「して見せる」ことは多いが，この「観察してその行動と意図を結びつけて理解し，まねること」は学習効果が高い。特に，COVID-19 の影響で実習が十分に経験できなかった人たちにとっては，OJT が重要な「まねぶ」機会となる。

ねらい

- 先輩の行動をよく観察し，その意図と結びつけて理解を深める。
- 意図を理解した上でその行動をまね，自分のものとしていく。

行動 11 考える (☞ p. 64)

「考える」ができるようにならないのは，「考えさせる時間」「考える機会」を作っていないからということも多い。

「問い」があると，物事を能動的に見られる → 考えられるようになるため，1日の終わりに先輩に質問をさせたり，質問用紙に記入させたりする時間を設けるとよい。知識の定着にも有効。

また，考えを引き出すような「問い」を準備することや，考えを発表しやすくなるような問い掛け方を工夫することも必要。

ねらい

・物事を能動的に見られるようになる。
・自分の行動をとらえ直すことができるようになる。

行動 12 ホウレンソウ（報告・連絡・相談）をする (☞ p. 68)

「ホウレンソウ」は，チームで仕事をする上で重要。「ホウレンソウ」の場面で，「何を共有しておくべきだと考えているか」「自分が考え，選択する責任を負う覚悟がどの程度あるか」が明らかになる。

自分で考え，調べ，判断することをせず，人に委ねたり転嫁したりするばかりでは，「ホウレンソウ」の精度も仕事の質も上がらない。

ねらい

・「ホウレンソウ」の目的は患者の安全を守ることであり，チームで仕事をする上で重要であることを認識する。
・「ホウレンソウ」すべき相手の状況に応じて伝え方を工夫し，確実に行えるようになる。

行動 13 しっかりとした言葉を使う（☞ p. 70）

「話さない」のは，どのような言葉を使えばよいのかがわからないためであることも多い。場面を想定して，どう言えばよいのかを具体的に教えるとよい。

また，先輩などから掛けられた言葉で「不安の動機づけ」をされた経験から，「また何か言われるのではないか」と距離をとってしまっていることも少なくない。それらの言葉を「可能性の動機づけ」の言葉に変換する作業を通して，プラスの「マインドセット」をさせる。

ねらい

- 場面（相手や状況）に応じた適切な言葉を使えるようになる。
- 「不安の動機づけ」の言葉を「可能性の動機づけ」の言葉に変換し，気持ちを切り替えることができるようになる。

行動 14 感謝をする
行動 15 お礼を言う（☞ p. 75）

感謝をすることは，その人の能力を何倍にも引き上げ，その人のためになる。しかし，教えられなければできないことでもある。「感謝を教える」とは，「『自分に感謝しなさい』と言う」のではなく，「感謝することの大切さを教える」ということ。ためらわずに指導したい。

感謝はしていても，どのような言葉で伝えればよいのかわからない（敬語の使い方や語彙力の問題）ということもある。具体的にセリフ単位で教えると効果的。

ねらい

- 「リフレクションシート」でまずは自分と向き合い，感謝と謙虚の心を持つ。
- （新卒の場合は特に）そこから，日々の仕事の振り返り，それに基づく業務改善，さらには，看護実践のリフレクションができるようになる。
- 相手との関係性や状況に応じて，適切な言葉で感謝の気持ちが伝えられるようになる。

行動 16 お詫びをする （☞ p. 79）

　インシデントを起こしたスタッフが泣きながら先輩や上司に謝り，先輩や上司が励ましたりなだめたりするのは，エネルギーも時間も消費する。これは，複数の人の業務が停止してしまうことを意味し，「コスト」の面で問題であることを認識したい。

　内省は仕事以外の自分の時間内で行い，他人を巻き込まないこと。また，失敗から得た教訓や課題と向き合い，次に進めるようになることが求められる。

ねらい

- 業務時間内や他人を巻き込んでの内省は，「コスト」にも影響することを認識する。
- 失敗をした経験を踏まえ，今後はどうすればよいかを考えられるようになる。

行動 17 体調の管理をする （☞ p. 81）

　人を助け，守る医療者は，自身が健康でいる必要があり，体調管理は仕事の一部と言える。心身ともに健康で幸せであってこそ，よい医療が提供できる。

ねらい

- 人の命を守るプロフェッショナルであることを自覚し，疾患にかからないよう努める。
- 持病などがある場合（外部条件）も，管理するのは自分自身。セルフケアや治療に努め，業務に影響が出ないようにする。

行動 18　表情の管理をする （☞ p. 83）

　表情管理とは，その場面や状況に合った表情ができるよう，自己管理すること。自分の表情が相手に及ぼす影響を，「相手の視点で考えて整えよう」とする「あり方」が何よりも大切。これができれば，振り返りもできるようになる。

ねらい

- 場面や状況に合った表情ができる。
- 他者の視点で自分を俯瞰できるようになる。

行動 19　ストレスの管理をする （☞ p. 86）

　新人研修でも多くの病院・施設が取り入れているにもかかわらず，苦手だと言う人が多いストレスマネジメント。研修で教えるだけでなく，実際にできるようになるまで追跡する必要がある。

　「コーピング行動」が適切にできているかを，アンケートで経時的に調査するとよい。自分がどのようなコーピング行動をとっているかを記入すること自体がストレスマネジメントにもなる。「防衛機制」について教えるのも効果的。

ねらい

- ストレスと積極的に向き合うことができる。
- 自分が1日，半日，1時間，5分間，1分間でできるストレス対処法を見つける。

行動 20　PDCA を回す ☞ p. 88

　「PDCA サイクル」とは，P（plan；計画する），D（do；実行する），C（check；チェックする），A（action；処置する）からなる，仕事の全体像をサイクルとして見る仕組みであり，仕事を進める上での基本的なプロセス。これを意識し，日々リフレクションをすることで，仕事の質がおのずと上がる。

　PDCA の中でも特に重要なのが"P"。1 日のはじめに，短時間でよいので，各業務にかかる見込みの時間と手段を考えること（立案した計画は，指導者が確認し，フィードバックする）を習慣づけ，1 日の終わりにリフレクションをするとよい。計画を立てていた方が，リフレクションも効果的にできる。

ねらい

・PDCA サイクルを意識して仕事ができるようになる。
・業務開始時に計画（見込み時間，手段）を立て，終了時にリフレクションする習慣をつける（定着するまでは，日報などで記録するとよい）。

●「20 の行動」定着度チェックシート

教育を担当する新人は，各「行動」を，指導開始時点ではどの程度できていたでしょうか。指導後，どれくらいできるようになりましたか。A（とてもできる），B（できる），C（あまりできない），D（できない）の4段階評価でチェックしましょう。Aになったら合格です。

行動	指導開始時点 〔　　〕%	指導後 〔　　〕%	コメント
1. あいさつをする	A B C D	A B C D	
2. 返事をする 3. 反応をする	A B C D	A B C D	
4. メモをとる	A B C D	A B C D	
5. 確認する	A B C D	A B C D	
6. 質問する	A B C D	A B C D	
7. 調べる 8. 学習する	A B C D	A B C D	
9. 観察する 10. 先輩の行動をまねする	A B C D	A B C D	
11. 考える	A B C D	A B C D	
12. ホウレンソウ（報告・連絡・相談）をする	A B C D	A B C D	
13. しっかりとした言葉を使う	A B C D	A B C D	
14. 感謝をする 15. お礼を言う	A B C D	A B C D	
16. お詫びをする	A B C D	A B C D	
17. 体調の管理をする	A B C D	A B C D	
18. 表情の管理をする	A B C D	A B C D	
19. ストレスの管理をする	A B C D	A B C D	
20. PDCA を回す	A B C D	A B C D	

● 評価を踏まえた指導プラン

〔指導開始時の状態〕

① できていると思われる「行動」，具体的言動

② 課題・改善すべき「行動」，具体的言動

〔私の指導〕（どのような場面でどのような言葉を掛けたか，どのように働き掛けたか）

①をさらに伸ばすために…

②を自覚させ，改善させるために…

〔指導に対する相手の反応・変化〕

〔成長がうかがわれる言動〕

> ▶ **チェックポイント**　　私の指導を「恐育」やハラスメントにしない！　(☞ p. 142～143)
>
> ・「深掘りの質問」になっていないか。
>
> ・「解決型コミュニケーション」に傾いていないか。
>
> ・指示的／非指示的対応を適切に使い分けているか。
>
> ・「条件付き肯定」でほめているか。
>
> ・「無条件否定」をしていないか。
>
> ・You／I／We メッセージを適切に使い分けているか。
>
> ・「対他競争」をあおっていないか。
>
> ・「不安の動機づけ」をしていないか。

● PDCA サイクルを意識した日報

[行動 20] を実践しながら身につけさせるのに有効です。計画して実行し，振り返る，という PDCA サイクルを意識して仕事に当たっていれば，その精度はおのずと上がります。

本日の業務 「PDCA を回す」ということを意識した計画を立てましょう！！				名前		
					年　月　日　曜日	
業務内容	業務計画（P）	作業見込み時間（P）	実際にかかった時間（D）	業務完了の有無（C） 完了できた事柄 完了できなかった事柄	完了できなかった場合 今後の対策（A）	やることリスト

● PDCA サイクルを意識した日報

本日の業務
「PDCA を回す」ということを意識した計画を立てましょう！！

名前

年　月　日　曜日

業務内容	業務計画 (P)	作業見込み時間 (P)	実際にかかった時間 (D)	業務完了の有無 (C) 完了できた事柄 完了できなかった事柄	完了できなかった場合 今後の対策 (A)	やることリスト

● 演習問題

Q1. 新人を「I メッセージ」でほめます。具体的にどのような声掛けをしますか。
3 例，作成してみましょう。

Q2. 新人を「We メッセージ」でほめます。具体的にどのような声掛けをしますか。
3 例，作成してみましょう。

Q3. 患者さんに掛ける言葉を「I メッセージ」で 3 例，作成してみましょう。

Q4. 患者さんに掛ける言葉を「We メッセージ」で 3 例，作成してみましょう。

Q1.

・（○○さんは）仕事が丁寧だね。私も見習いたい。

・患者さんへの言葉掛けが上手だね。私もそばで聞いていて気づかされることが多いよ。

・前はこういうことが苦手だって言っていたけど，上手にできてるよ。成長したなって思うよ。

・よく勉強してるね。頑張ってるなって思うよ。

・家で予習してきてるってわかるよ。頑張ってるね。

・いつも元気にあいさつしてくれて，すごくいいなと思ってるよ。

・わからないところは積極的に質問してくれるから，助かるよ。

Q2.

・（○○さんは）いつも早く来て情報を取ってて偉いねって，皆が言ってるよ。

・話し方がハキハキしていて聞き取りやすいって，皆が言ってるよ。

・ずいぶん動けるようになったって聞いたよ。頑張ってるね。

・○○さんは気が利くから，いると助かるって先輩たちも言ってたよ。

Q3.

・○○さんの検査値がこんなによくなって，嬉しいです。

・○○さんがリハビリを頑張っていらっしゃるのを見ていると，私も頑張ろうって思います。

・○○さんに笑顔であいさつしていただくと，今日も1日頑張ろうって，元気が出ます。

・○○さん，今日は調子がいいみたいでよかったです。私も嬉しいです。

Q4.

・娘さんと楽しそうにお話しされていましたね。私たちまで和やかな気持ちになりました。

・○○さん，検査値がどんどんよくなっていらっしゃいますね。私たちも嬉しいです。

・○○さんのお顔の色がよくなってきているって，ご家族もほっとしていらっしゃいました。

● ケーススタディ

Case 1 :

あなたが教育を担当する新人Aさんは，自発的に質問や相談をしてくることがほとんどありません。先輩たちから指導を受けても，声も小さく，反応もあまりないので，「わかっているのか，いないのか，何を考えているのか全然わからなくて教えにくい」と言われています。

常に自信がなさそうで，表情も暗いことが多いAさん。あなたへの報告はうまくできますが，他のスタッフ（特に厳しい先輩に対して）への受け持ち患者に関する報告は滞ることが多く，たずねられないと報告できないときもあります。「なんで報告しないの？」と聞いても，黙ってしまうばかりで改善がなかなかできません。

Aさんの自主勉強ノートを見ると，先輩たちから注意を受けたことをしっかり記入しているし，検査や処置については，他の新人に比べるとかなり勉強しています。

他の新人といるときはニコニコしていますが，やはり自分から発信することはほぼなさそうです。最も親しくしているのは，同期のBさんのようです。

Q1. 「20の行動」のうち，Aさんができていると思われるものはどれでしょうか。

Q2. 「20の行動」のうち，Aさんができていないと思われるものはどれでしょうか。

Q3. Q1，Q2の内容を踏まえ，Aさんができている点をさらに伸ばし，できていない点を自覚させ改善させるために，指導者のあなたは，どのような関わり（言葉掛け，働き掛け）をしますか。

Case 2 :

> あなたは同期のプリセプターのCさんから，教育を担当している新人Dさんについて，「やる気がなくて育てらんない。誰かにプリセプター代わってほしい。そもそも自分は教育なんて向いていないし」と相談を受けました。
>
> 周囲の人に関わりの様子を聞くと，CさんはDさんに対し，「Dさんは独り立ちが遅いって，皆言ってるよ。そんなんだと，来年の新人に追い越されちゃうよ。今のうちにもうちょっと頑張ろうか！」と励ましていたり，「仕事が雑だと，いつまでもここのスタッフだと認めてもらえないよ」「何度も同じこと聞くんなら，メモしてるの意味ないよね」などと指導したりしているようです。

Q4. CさんがDさんに掛けた言葉を分析してみましょう。それぞれ，次のどれに該当するでしょうか。

条件付き肯定／条件付き否定／無条件肯定／無条件否定

不安の動機づけ／可能性の動機づけ

You／I／We メッセージ

(1)「Dさんは独り立ちが遅いって，皆言ってるよ」

(2)「そんなんだと，来年の新人に追い越されちゃうよ」

(3)「仕事が雑だと，いつまでもここのスタッフだと認めてもらえないよ」

(4)「何度も同じこと聞くんなら，メモしてるの意味ないよね」

Q5. 上記（1）～（4）の言葉を，Dさんのモチベーションを上げる表現に言い換えてみましょう（たとえば，「無条件否定」であれば「条件付き否定」に，「不安の動機づけ」であれば「可能性の動機づけ」に変換するなど）。

(1) ⇒

(2) ⇒

(3) ⇒

(4) ⇒

Q6. あなたは同期としてCさんにどのように関わっていきますか。

解答例

<u>01.</u> メモをとる，学習する

<u>02.</u> 反応をする，ホウレンソウをする，表情の管理をする

<u>03.</u> なぜ「ホウレンソウ」が必要なのかを質問し，回答がなければ再度，説明する。厳しい先輩を避けたい気持ちへの理解を示しつつも，患者に関する報告を怠ることは，患者の安全や病院の信頼に関わることだと説明する。勉強熱心であることをほめ，「現場に出てみて初めて知ったことや，勉強になったなと思ったことは何？」などとたずね，発言を促す（発言の機会を作る）。

<u>04.</u>

(1)「Dさんは独り立ちが遅いって，<u>皆言ってるよ</u>」

　　…Weメッセージのよくない使い方

(2)「<u>そんなんだと，来年の新人に追い越されちゃうよ</u>」

　　…無条件否定＋不安の動機づけ

(3)「<u>仕事が雑だと，いつまでもここのスタッフだと認めてもらえないよ</u>」

　　…無条件否定＋不安の動機づけ

(4)「<u>何度も同じこと聞くんなら，メモしてるの意味ないよね</u>」

　　…Youメッセージ＋無条件否定（「Xだから Y」という「決めつけ」（認知のゆがみの一つ）も

　　　含まれている）

<u>05.</u>

(1)⇒「○○と△△の業務ができるようになれば，独り立ちできるよ。自信を持って頑張ろう」

　　　（条件付き否定＋励まし）

(2)⇒「来年入って来る新人に教えるつもりで覚えると，すぐ覚えられるよ」（可能性の動機づけ）

(3)⇒「○○の業務は報告がなかった。記録のもれもあったよ。仕事は完了するまでしっかりやろ

　　　う」（条件付き否定）

(4)⇒「メモをとったら，帰ってから一度は読み返すようにね」（条件付き否定）

<u>06.</u>

・Cさんに向けて，Dさんへの指導が，(1) Weメッセージのよくない使い方，(2)(3) 無条件否定＋不安の動機づけ，(4) Youメッセージ＋無条件否定（および「Xだから Y」の「決めつけ」）になっていることを伝える。

・新人のDさんについては，教育担当であるCさんを立てる意味でも，Cさんを差し置いて関わりすぎないようにする。

著者紹介

奥山美奈（おくやまみな）

TNサクセスコーチング株式会社代表取締役・教育コンサルタント・ストレスチェック実施者

看護師，高等学校教員を経て，2008年，TNサクセスコーチングを設立。
質が高く，医療現場ですぐに役立つコーチングモデルを提唱し，全国の医療・介護機関や看護学校で，年間約200件のトレーニングや研修・講演を実施。教育コンサルティング，コーチ認定，起業家育成コーチング，接遇トレーナー育成，人事評価制度の構築，各種プロジェクトチームの顧問を担う。個人を対象とした，プロコーチの養成にも注力。

問合せ・メールマガジン登録		「ビジネスマナー＆接遇講座」	
E-mail info@tn-succ.biz TEL 03-6433-9192		無料PDF申込み	

著作

『新人・若手・学生 やる気と本気の育て方』（日総研出版，2010）
『知識と実践がつながる 看護学生のためのコミュニケーションLesson』
　（メヂカルフレンド社，2011）
『ナース必修 対人力を磨く22の方法』（メディカ出版，2011）
『医療者のための共育コーチング──心を動かしチームを動かす』（日本看護協会出版会，2019）
各メディアにて連載・情報発信中。

教育コンサルティング

マグネットホスピタル総合支援（全部署研修，院内コーチ認定，接遇力強化，採用・定着率アップ，人事評価制度構築，ハラスメント防止対策）

研修・講演タイトル

本物コーチング入門／目標管理面談トレーニング／スーパー管理職研修「マネジメントってすばらしい」／管理職のためのストレスマネジメント研修／実習指導者養成研修／プリセプター育成研修／上手なほめ方・叱り方トレーニング／社会人基礎力研修「上手な叱られ方と報連相」／看護師がぐんぐん育つ指導術／「先輩，上司，患者さんともっと上手にコミュニケーション」／看護教員のための「できるクラスのつくり方」／医療者にとって本当に必要な接遇とは／被害者，加害者にならないための「ハラスメント予防講座」／など

医療者のための 新人共育ノート（しんじんきょういく）
強みを引き出し やる気を高める（つよみをひきだし やるきをたかめる）

2022年10月1日　第1版第1刷発行
2024年7月10日　第1版第2刷発行

〈検印省略〉

著　者	奥山美奈（おくやまみな）
イラスト	大野智湖
発　行	株式会社 日本看護協会出版会 〒150-0001 東京都渋谷区神宮前5-8-2 日本看護協会ビル4階 〈注文・問合せ／書店窓口〉TEL / 0436-23-3271　FAX / 0436-23-3272 〈編集〉TEL / 03-5319-7171 https://www.jnapc.co.jp
印　刷	三報社印刷株式会社

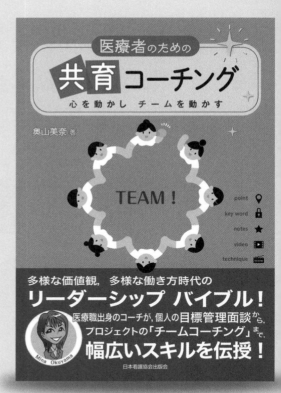